いのちと向き合うあなたへ

セルフケアできていますか？

マインドフルネスを活かして

昭和大学医学部 教授　髙宮 有介
昭和大学医学部 准教授　土屋 静馬
著

南山堂

序

　数十年前から海外での緩和ケアの研修に行くたびに，海外の緩和ケア関係者が，医療者のセルフケアを大切にしていることを目の当たりにしてきました．ただし，それが自分のメインの仕事だとは思っていませんでした．

　2013 年の第 1 回 Whole Person Care 国際学会で，大きなテーマとしてセルフケア，マインドフルネスが取り上げられ，実践も多数ありました．マギル大学の医学生に講義をしていることも知りました．その数年前に身近な人を自死で亡くし，何かできないかとモヤモヤした思いが胸にくすぶっていました．セルフケア，マインドフルネスとの出会いが，これから自分がやるべき仕事だと心に決めた瞬間でもありました．

　同行した土屋静馬先生とも意気投合し，2014 年には 7 月に豪州メルボルンのモナシュ大学医学部，2015 年 10 月には，ロチェスター大学主催のワークショップに一緒に参加しました．さらに，2015 年 6 月には，第 20 回日本緩和医療学会学術大会の大会長として，モナシュ大学のクレイグ・ハセット先生をわが国に招聘し，セルフケア，マインドフルネスに関する講義とワークショップを開催しました．そして，2015 年 11 月から，念願だったセルフケア教育を昭和大学 1 年生に開始したのです．

　この本は，この 6 年間に学んだ内容の集大成です．また，土屋静馬先生はマギル大学での 2 年間の体験を含めてまとめてくれました．文章だけでなく，イラストも随所にいれ，読みやすくしました．また，瞑想などのリードは CD-ROM で実践しやすくしました．

　医療者を始め，誰かのケアに関わる皆さんが自分自身のケアをすることで，よりよいケアが提供できることを願っています．そして，何よりこの本を手に取ってくださった皆さんが，心の平安と幸せを感じることができれば幸いです．

2018 年 11 月

髙宮有介

いのちと向き合うあなたへ
セルフケアできていますか？——マインドフルネスを活かして

Contents

Prologue ～Aさんの物語を聴いたあの日～ 1

1章　ストレスを知り，対処しましょう　　3
（髙宮有介）

1 自分自身のストレスを知りましょう　　4
- ストレス反応の具体例 4
  - 研修医C先生のストレス反応 7
- 自分のストレス対処法を知りましょう 9
- "心のタンク"の水を増やすもの・減らすもの 11
  - 看護師Dさんの心のタンク 12

2 そもそも，ストレスとは？　　14
- 原始時代から続く身を守る機能としてのストレス 14
  - 良いストレスと悪いストレスがある 15
- 脳の指令でストレスホルモンが動き出す 16

3 ストレスによって身体にも悪影響が！　　17
- ストレスがたまると起こる主な病気・身体異常 17
- 慢性ストレスが続くと脳にも異変が起こる 19
- ストレスを悪化させるマインドワンダリング 20

4 医療者のセルフケアの必要性　　22
- まず，あなたが酸素マスクを 22
- 研修医のうつ，抑うつ症状 23
- ストレスは医療ミスにつながる 23

5 ストレスに対処する　24
- ストレスとうまく付き合うには　24
- 見方によってストレスは変わる　26

2章　マインドフルネスをはじめてみよう　29
（髙宮有介）

1 マインドフルネスとは　30
- マインドフルネスとは　30
  - マインドフルネスの例　31
- ジョン・カバットジンと医学的な効果　32
- 実生活，臨床でのマインドフルネス　33
  - 休むこと，止まること　33
- 「二本の矢」の例え　34
- 今ここで幸せになれる　36
- ACT（アクト）　37
- 瞑想の歴史，日本人にとってのマインドフルネス　40
- マインドフルネスと脳科学的な証明　41
  - 神経可塑性の発見　41
  - デフォルト・モード・ネットワーク（DMN）　42
  - マインドワンダリングと脳科学　43
- マインドフルネスの目指すところはコンパッション　44
  - マインドフル・セルフコンパッション（MSC）　45

2 瞑想法の紹介　〜いろいろな瞑想法にトライしてみましょう〜　46
- 瞑想体験　47
  - 基本の瞑想（付録 CD-①）　47
  - ボディスキャン（付録 CD-②）　48
  - 歩く瞑想（付録 CD-③）　51
  - 深いくつろぎの瞑想（付録 CD-④）　52
  - 思いやりと慈しみの瞑想（付録 CD-⑤）　55

なだめいたわるタッチ「スージングタッチ」(付録 CD-⑥) ················· 57

3　マインドフルネスと緩和ケア　　　59

- 私が緩和ケアを目指した理由 ··· 59
- 希望を支えることによっても痛みが和らぐ ································· 60
- 緩和ケアのキーワード，全人的痛みとケア ································· 61
- スピリチュアルペインとケア ··· 62
  - スピリチュアルケアの基本は「聴くこと」 ································ 64
  - スピリチュアルペインへの対応〜反復と沈黙〜 ························· 65
- 希望を支えること，真実を伝えることの大切さ ·························· 65
- 死の臨床におけるマインドフルネスの活用〜GRACE プログラム〜 ··· 67
  - GRACE の誕生と広がり ··· 67
  - GRACE の具体的なステップ ··· 68
  - GRACE の臨床での実践 ··· 68

4　私の過去の臨床体験，そして今なら　　　69

3章　さらに深くマインドフルネス
いのちと向きあう現場のあなたに
〜マインドフルネスからレジリエンスまで〜 ················ 81
（土屋静馬）

1　マインドフルネスによる"気づき"を大切にする　　　82

- 医療者の日々の課題 ·· 82
- 日常生活の中の"わたし"に気づく ··· 83
- 専門家として患者さんを捉える二つの視点 ································ 86
  - 医学的な視点 ·· 86
  - "いま・ここ"への気づきの視点 ·· 88
  - 二つの視点の使い分け ·· 88
- 「雰囲気」は「雰囲気」として捉える ·· 89
  - 雰囲気を受け取り，形作る"わたし" ······································ 89
  - つながりの中でお互いに存在を支えあっている ························· 90

"わたし"の気づきにも意識を向ける ……………………………………… 91
- 医療現場における"わたし"への素朴な気づき …………………………… 92
　　　関係の中から，その人にとっての"意味"を知る ……………………… 93
　　　意識を向ける先には自分の大事にしていることがある ……………… 94
- 自分自身が周囲から影響を受けていることへの"気づき"をもつ …… 95
　　　自分が行う行為一つ一つに意識的になる ……………………………… 96
- 自分自身が影響を受けていることや，自分への思いに"気づく" …… 96
　　　自分が"囚われている"ということに気づく ………………………… 98
　　　様々なものに配慮し，様々な思いを抱いていることに気づく ……… 99
　　　自分が向けている意識にあらためて気づく ………………………… 100
　　　あらゆることに意識的になることが専門家としての第一歩 ……… 101

2 臨床現場で使えるマインドフルネスを身につける！　102

- ロチェスター大学におけるマインドフル・プラクティス ………… 102
- 気づきを求めるワーク ……………………………………………………… 105
　　　サイレント・ランチ/サイレント・ディナー ………………………… 106
　　　サイレント・プラクティス ……………………………………………… 108
- ワークで得られる"視点"を現場でどのように活かすか？ ………… 109
- マインドフルネスにおける"語り"のワーク ………………………… 111
　　　マインドフル・プラクティス・リトリート ………………………… 111
　　　語りの中で湧き起こる思いや感情に意識を向ける ………………… 111
- 「語り」から"わたし"が成立する源泉に"気づく" ………………… 112
　　　"わたし"は不確実な存在だからこそあらゆる可能性を秘めている …… 113
- 聴き手にとってのマインドフルネス ………………………………… 114
- マギル大学マウント教授が考える「マインドフルな聴き手」 …… 116
　　　マウント教授のお話〜40歳代の乳がんの女性の患者さんとの関わり合い〜 …… 117
　　　患者さんの"いま・ここ"における話に意識を向けるということ …… 118
　　　マインドフルネスの活用は医療の質をも改善する ………………… 119

3 マインドフルネスからレジリエンスへ　120

- 過酷な医療現場が仕事の意味を見失わせる ………………………… 120
- レジリエンスとは？ ……………………………………………………… 121
- 強くなければ生き残れない？ ………………………………………… 122

- とにかく"頑張る"ことの限界 123
- マインドフルネスから考えるレジリエンス 124
- 「可能性」が"わたし"にもたらすもの 126
- マインドフルに生きるとは 127

4章　医療者にとってのセルフケアとマインドフルネス
～これまでとこれから～　　**129**

（髙宮有介・土屋静馬）

Epilogue ～誰かの幸せを祈りながら～ 159

索引 161

･･･COLUMN･･･
1. マインドフルネスを実践する企業や有名人 38
2. セルフケアのセミナー参加者の感想 74
3. マインドフルネスの先達 76
4. プラムヴィレッジ 77
5. 参考図書＆推薦図書 78
6. 日常を振り返るための「リトリート」 103
7. リトリートの一例 105

Episode
- Bさんの家族との葛藤がストレスに 4
- C先生（その①）のストレス反応 7
- C先生（その②）のストレス対処法 10
- 看護師Dさんの仕事への振り返り 12
- 患者さんから怒鳴られて自律神経失調症が生じたE先生 17
- 見方によって人生も変わる～Fさんにとってのがん～ 26
- Gさん（その①）の前で無力な私 30
- 病院の中で挙式したHさん 60
- 私のマルチタスクとマインドフルネスの活用～Iさんを思い出して～ 69
- Gさん（その②）へのスピリチュアルケアの実践 72
- 化学療法室に勤務する14年目の看護師のJさん（その①）へのインタビュー 84
- Jさん（その②）へのインタビュー 97

付録 CD-ROM について

★この本には，マインドフルネスを活かした瞑想法が紹介されています．
付録の CD-ROM にはそれらを実践するための音声データが入っていますのでぜひ聴きながら瞑想にチャレンジしてみてください．（語り・髙宮有介）

[内容]　①基本の瞑想 (p.47)　　　　　④深いくつろぎの瞑想 (p.52)
　　　　②ボディスキャン瞑想 (p.48)　⑤思いやりと慈しみの瞑想 (p.55)
　　　　③歩く瞑想 (p.51)　　　　　　⑥スージングタッチ (p.57)

【注意書き】

書籍に付属している音声 CD-ROM ディスクは，CD プレーヤーでは再生ができません．
一旦パソコンにデータをコピーし，パソコンで再生するか，パソコンから携帯 MP3 プレーヤーへ転送してご利用ください．

- MP3CD 対応のプレーヤーでも再生できない場合があります．
- この CD-ROM はコンピュータによる書き込み形式です．再生される機器等によっては，再生できない場合があります．
- このディスクを著作権者に無断で複製（異なるテレビジョン方式を含む），放送（有線・無線），上映，公開，演奏，レンタルすることは法律で禁止されています．また，個人情報を保護し，その安全性を実現するためには，個人情報の取扱いに関する法令およびその他規範を周知し，これを遵守することが必要であることを認識し，その徹底をはかります．
また本 CD-ROM を運用した結果について，弊社は一切の責任を負いません．

【動作環境】

Windows
Microsoft Windows 98 SE/Me/2000/XP/Vista/7/8/8.1/10 が正常に動作しているパソコン，および CD-ROM 対応ドライブ

Mac
OS X/macOS mojave が正常に動作しているパソコン，および CD-ROM 対応ドライブ

【ハードウェア環境】

パソコン本体：PC/AT（DOS/V）互換機
CPU：Pentium, Celeron プロセッサ，あるいは互換性のあるマイクロプロセッサ
メモリ：64 MB 以上（推奨：128 MB 以上）
ハードディスク空き容量：約 32 MB 以上，その他 OS が正常に動作するために必要な空き容量

【再生方法】

Windows の場合：
コピーしたフォルダを開いて，フォルダ自体が持っている再生機能を利用する．または Windows Media Player を起動して再生できます．

Mac の場合：
iTunes を起動し，ライブラリのミュージックを開きます．音声データを保存したフォルダごと iTunes の画面に向かってドラッグすると登録されます．iTunes から，iPhone・iPad といった iOS 製品への転送ができます．

Prologue 〜Aさんの物語を聴いたあの日〜

　緩和ケアに携わるようになって30数年になります．多くの患者さんの生と死，物語に触れてきました．

　Aさんは80歳代後半の男性．その頃，私は外科医でした．Aさんの胃がんは手術で取り去ったものの，再発し，お腹全体に広がっていました．肝転移もあり，外科医としては手のつけようのない状態だったのです．抗がん剤治療が進んでいなかったその時代，敗北感に苛まれながらAさんの部屋を日々，訪れていました．毎日，Aさんの部屋の扉が重く感じたのを今でも覚えています．Aさんは，自分の死を知っていたかのように，人生を熱く語ってくれました．若い頃，フランス料理を学びたくて，密航してフランスに渡ったこと，運よく最高のフランス料理を修行できたこと，そして，日本で店を開き，広めることができたこと…．まるで，テレビのドラマを見るように情景が頭に浮かびました．あとになってAさんが語っていたのがライフレビューであり，それがスピリチュアルケアに関与していたと知ることになります．

　やがて，Aさんは呼吸が浅くなり，心臓の拍動もまばらになり，静かに息を引き取りました．その頃は，心臓や呼吸が止まると，心臓マッサージや人工呼吸をすることが多かったのですが，Aさんの希望で何もせずに看取ることとなりました．看取りの場面で，どうしていいか，何をしていいか，わかりませんでした．先輩の医師達とともに，病室は気まずい沈黙が続いていました．

　そのとき，ふとAさんの物語が頭によぎりました．フランスに渡ったときのこと，フランス料理の修業時代など，走馬灯のように情景が甦りました．医師としての無力感と患者の物語に寄り添った感動とがごちゃまぜになった瞬間でした．不全感と高揚感．今ならその感覚を，少し客観的に見ることができます．

セルフケア，マインドフルネスを知り，自分の今の感情をそのまま受け止めること．不安や喪失感を横に置いて，目の前の出来事に集中すること．医療での敗北感や不全感，不安や喪失感を受け止める術を学びました．

　傷つきながら，患者に向きあった日々．今なら，もう少し上手に向きあい続けることができると確信します．

　そんな思いをこの本に込めました．手に取った方が自分自身のケアをしつつ，よりよいケアを提供できることを願っています．

1章

ストレスを知り，対処しましょう

1 自分自身のストレスを知りましょう

ストレス反応の具体例

人はストレスを感じると様々な変化が現れます．それは身体の変化や心の変化，行動の変化です．

それは具体的にはどういったものでしょうか？　まず，私自身のストレス体験からお話ししたいと思います．

Bさんの家族との葛藤がストレスに

緩和ケアチームの医師として，大学病院で働いていた頃のことです．

担当患者の一人である64歳のBさんは直腸がんで多発肝転移がありました．外科の先輩から依頼があり，がんであること，転移であることをよく理解され，今後の人生をどう送りたいか話したいと言っているのこと．先輩医師からは「どう向き合っていいか分からないので会ってくれないだろうか」という内容でした．

Bさんは，人間としても人生の先輩としても尊敬できる方でした．福岡という同郷のよしみもありました．「いつ死んでもいいなあと思いながら，孫が小学校に入るところを見たいと思ったり，横綱に日本人の誰がなるか気になったり，人間ってものの欲はキリがないですよ」などと語ってくれました．

人生をしっかりと見つめ，がんを告げられたときの心境やその後の意思決定の過程について看護学校で講演してくれました．ときには競馬にも興じ，最後の酒だと居酒屋へもご一緒しました．そんな時間を過ごしながら最期のときを待っていました．

静かに眠るような死を望んでいましたが，せん妄という症状が彼を襲いました．多発肝転移のため，肝不全から肝性脳症を引き起こしたのです．暴言を吐き，点滴を抜いて，尿道へのバルーンを引きずりながら廊

下を歩く彼の姿は，それまでのBさんではありませんでした．医師としてだけでなく，人生の後輩として心が痛みました．奥様，長男と相談し，本人の尊厳のために鎮静（持続的に薬剤で眠る）という手段を取りました．やっと穏やかな時間に戻ったのです．会話ができないという寂しさはありましたが，彼らしい最期を迎えることができると安堵しました．

しかし，その夜，これまで会ったことのない九州の親戚という男性が見えました．彼は烈火のごとく激怒して，「なぜ眠っているのか」，と詰め寄ってきました．帰宅しようとした午後8時頃の出来事でした．病状について最初から順を追って話すも，なかなか納得してくれず，時計の針は10時を回っていました．その男性は頭で理解ができないというよりは，気持ちの面で病状の変化を受け止め難かったようです．私は心身ともに疲弊しました．

翌朝，口の中に痛みと違和感がありました．鏡を見ると，口腔内アフタと歯肉炎ができていました．私は心身ともにストレスを感じると口内炎ができる習性を，その後知ることとなります．

結局，Bさんの奥様や長男も説明に加わってくれ，これまでの関わりと感謝を述べてくれました．親戚の男性も納得してくれました．

その翌日，Bさんは静かに息を引き取りました．病室でお別れ会を開きました．ご遺体の前で，Bさんが生前，写経をしていた般若心経をスタッフ皆で読みました．Bさんがどこかで見守ってくれていると確信できる時間でした．

お通夜，葬儀にも出席し，生前のBさんとのエピソードを話し，行き違いのあった親戚とも和解ができました．ふと気づくと，口腔内の痛みは消えていました．

以上が私自身のストレスを感じたときのエピソードですが，皆さんの場合はいかがでしょうか．

一緒に考えていきましょう．

Q1：あなたは何で自分がストレス状態にあることを知りますか？

こんなワークを担当する講義の中で行っています．皆さん，書き出してみましょう．

Q1：あなたは何で自分がストレス状態にあることを知りますか？

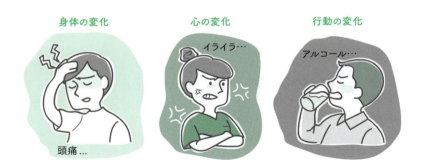

身体の変化　頭痛…
心の変化　イライラ…
行動の変化　アルコール…

研修医 C 先生のストレス反応

研修医1年目の C 先生のお話を紹介します．

C 先生は，1ヵ月前から研修医として働き始めました．将来は精神科に入ってじっくり患者さんの話を聞きたいと思っています．救急などの素早い処置が必要な部署は苦手です．しかし，病院の都合で救急科からラウンドすることになりました．彼の振り返りです．

C 先生（その①）のストレス反応

「手先は器用な方だと自分で思っていましたが，採血や点滴は全然ダメですね．患者さんから心配そうに見られるのもプレッシャーです．点滴が入らず，点滴セットを持ってナースステーションに戻り，ベテランの看護師に『またか』といった目で見られるのも辛いです．いつまで，こんなことをやっているのかと悲しくなります．

救急センターで，上級医や2年目の研修医はテキパキと動いているのですが，私は何をしていいか分からず，ボーッと立っています．看護師からは邪魔者あつかいされ，自分は何の役にも立っていないと寂しくなります．

当直は緊急の患者さんが来なくても，なかなか寝つけないですね．当直明けは帰っていいと言われていますが，申し送りやカルテ記録をしているとなかなか帰れません．朝食はあまり食べていません．食事も短時間なので，空腹を満たせばいいくらいに考えています．

学生時代から付き合っていた彼女がいたのですが，ずっとすれ違いでした．最近お別れのメールが来て，プライベートの時間ができても空虚です．」

C 先生は，なかなかつらい状態です．心も身体も疲弊していました．元々アトピー性皮膚炎があったのですが，悪化して痒みがひどくなりました．小さな出来事にもイライラしてしまいます．あまりお酒は強くないのですが，寝る前に，頭がボーッとするまでウィスキーを飲むようになりました．多いときはボトルを半分空けてしまうほど飲んでしまいます．それでも朝起きたときに熟睡感は得られませんでした．

C先生のストレス反応はどのように考えられるでしょうか．

C先生は**身体の変化**として**アトピー性皮膚炎の悪化**，**心の変化**として，**小さな出来事にイライラ**，**行動の変化**として**毎日，多量のアルコールを飲むようになりました．**こういった変化を，自分自身がストレスを受けているサインとしてキャッチすることが重要です．

医療系の学生の講義でも問う内容ですが，学生は以下のようなストレス反応を書き出しています．

> **身体の変化，すなわち身体的症状**
> 偏頭痛，腹痛，胃もたれ，便秘，下痢，吐き気，食欲不振，肩こり，腰痛，動悸，めまい，手が震える，生理不順，倦怠感，疲れやすい，疲れがとれない，微熱，寝つきが悪い，寝覚めが悪い，夜中に目を覚ます，朝起きることができない，円型脱毛，目の痛み，皮膚の痒み，アトピーの悪化，喘息の悪化
>
> **心の変化，すなわち心理的症状**
> イライラしたり感情的になる，小さなことに怒る，精神的に不安定になる，漠然とした不安感，気分が落ち込む，憂鬱になる，混乱する，注意力や集中力の低下，無気力になる，新しいことに消極的になる
>
> **行動の変化，すなわち行動的症状**
> 過食，アルコールの多飲，すぐにぼんやりとしてしまう，笑う回数が減る，ネットニュースなどをだらだらと見続けてしまう，遅刻や早退が増える，（授業などを）さぼる，不登校になる，ギャンブルやお酒に走る，うそをつく，けんかする（キレやすくなる），言動が乱暴になる，いじめを行う，暴力を振るう，喋り方など様々な行動が早くなる，貧乏ゆすりをする，チックが出る，ミスを多発する，外出を面倒に感じてひきこもりがちになる

自分がストレス状態のときには，早めにキャッチして対応することが大切です．その対処方法は人それぞれです．

自分のストレス対処法を知りましょう

次の問いは，

Q2：あなたがストレスを感じたときの対処法は何ですか？

皆さん，紙に書き出してみましょう．できるだけたくさん書き出してみましょう．正解はありません．あなた自身が癒しを感じる行動やアイテムです．

Q2：あなたがストレスを感じたときの対処法は何ですか？

学生は，眠る，スポーツ，ゲーム，漫画，ネット，買い物，食べる，旅行などを書き出しています．皆さんはいかがだったでしょうか．

🌿 C先生（その②）のストレス対処法 🌿

先ほどのC先生の例．学生時代は陸上部で毎日ランニングをしていました．研修医になってからは運動をしていませんでしたが，仕事後や休日に30分ほど走るようにしました．その後，ビールを飲むのですが，350 ml 1缶のみです．身体の疲れもあり，ぐっすり眠れるようになりました．元々通っていたマッサージにも行きました．マッサージ師に，研修医になって大変な思いをしていることを語り，気持ちも楽になりました．帰りの駅中の売店で素敵な香りに出会いました．アロマセラピーでした．その器具を買い，アロマの香りで部屋を満たし，心が落ち着く時間がもてるようになりました．

C先生の例ですと，ランニング，その後のビール，マッサージ，アロマセラピーとなります．

皆さんはいかがでしょうか．このように意図して実践しなくとも，無意識に行っている方もいるかもしれません．頑張った自分にご褒美といって，美味しいものを食べに行ったり，欲しかったバッグを買ったり……．上手にストレスを解消している人もいます．ただ，医療者は，自分のストレスを早めにキャッチして，その対処を講じていくことが専門職として必要な行動だと思います．

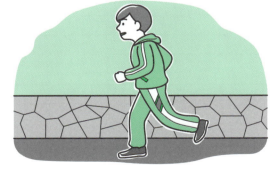

"心のタンク"の水を増やすもの・減らすもの

　少し視点を変えて，心の状態を考え，対処法をみつめる方法を体験していただきます．

　心のタンクというワークです．

Q3：心のタンク

　心のタンクをイメージし，今，何％の水で満たされているかを考えます．実際に何％かを記入し，絵の中に水位も書き込みます．もちろん主観で結構です．次に水を注いでくれるものを10項目，水が出てしまうものを5項目，ワークシートに記載します．

Q3：心のタンク

[水を注いでくれるもの]
1)
2)
3)
4)
5)
6)
7)
8)
9)
10)

[水が出てしまうもの]
1)
2)
3)
4)
5)

今，何％の水で満たされていますか？
　　　　％

1章　ストレスを知り，対処しましょう

看護師 D さんの心のタンク

看護師 D さんの例をご紹介します．

D さんは 5 年目の看護師です．外科病棟で働いており，病棟では中堅で，新人の教育も任されています．患者さんも受けもっています．

> **看護師 D さんの仕事への振り返り**
>
> 「外科病棟は元々自分で希望してきました．がんの患者さんがほとんどですが，手術して良くなって退院していくときには，やりがいを感じます．退院のときに患者さんがかけてくれる心からの「ありがとう」には，この仕事をしていてよかったと思えます．
>
> ただ，新人の教育は難しいです．厳しく注意すると私を避けるようになり，体調不良を口実に勤務を休む子もいます．甘やかすと患者さんに迷惑がかかり，医療事故に繋がるのではないかと冷や冷やします．でも厳しい指導をしていると，師長から『もっと褒めながら上手に指導しなさい．指導者として失格！』などと全否定されて……．心のタンクは空っぽになりそうです．」

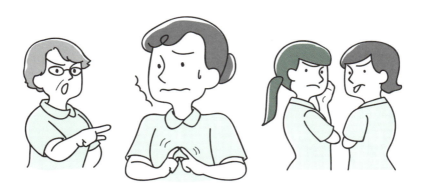

それでは，Dさんの心のタンクに入っている水は？……20％でした．

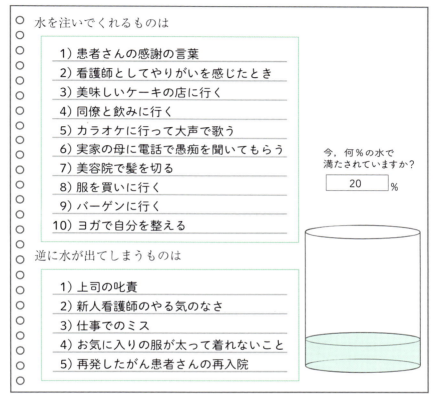

ここで重要なのはタンクに水を注ぐのは何か，水を出すのは何かを明確にすることです．仕事や上司，新人看護師との人間関係など，水が出てしまう原因（ストレス）は様々ありますが，タンクの貯水が減っていることを自覚することで自分自身のケアに目が行きます．特に水が出てしまう項目は，自分で調整できないことが多いもの．そのときには，水を注ぐもの（喜び）を意識して水量を増やすのです．

常に自分の心のタンクをイメージし，ストレスを意識することが大切です．この「心のタンク」の水量や項目は，日々変わってきます．実際にワークシートに記載しなくとも，水が出ていることを意識し，意識的に水を注ぐ行動が重要です．

そもそも，ストレスとは？

原始時代から続く身を守る機能としてのストレス

　ここで私の担当している講義での1コマを紹介しましょう．対象は医学生です．

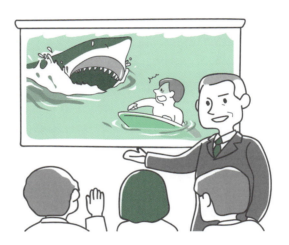

 あなたがサーファーだとしたら

私「この絵を見て何を感じるでしょうか．皆さんは，サーファーです．」
医学生A「前にいるのは鮫ですか，イルカですか．」
私「鮫です！」
医学生B「恐い．」　医学生C「逃げたい．」　医学生D「死ぬかも．」
医学生E「夢であって欲しい．」　医学生F「食べないで．」
私「そうです．皆さんは，このときストレスを感じているのです．」

　今から数万年前，私達の祖先が狩猟をする中で，周りは猛獣がおり，必死に戦ったり逃げたりしなければ生き延びることはできませんでした．そのときに威力を発揮したのが，「**ストレス反応**」です．猛獣と出会ったときに，

交感神経が優位になってアドレナリンが出て，戦闘体勢になる必要がありました．具体的には心拍数が増加し血圧が上昇するのですが，瞬時に体を動かせるように全身の血の巡りをよくする仕組みでした．素早く逃げることもできます．ストレス反応は，私達の祖先が命をつなぐために進化させた，大切な体の機能だったのです．

　私達は，今の時代，日常的に猛獣と出会ったり，いつも鮫に襲われる危険があるというわけではありません．しかし体の中には，恐怖や不安を感じると反応する仕組みが残ったままです．つまり，精神的な重圧がかかると自動的に働く仕組みが，現在の私達のストレス反応といえます．このストレス反応によって心身ともに様々なダメージを受けることになるのです．

　また，そんな大きなストレスでなくとも，夜遅くやオフの時間帯にも，スマートフォンでやり取りをし続けています．重い情報でなくても，このようにずっと緊張感が続くことが，現代人のストレスだともいわれています．

良いストレスと悪いストレスがある

　鮫が目の前にいるサーファーの状況に戻ります．このとき，ストレスを感じているわけですが，このストレスは良いストレスでしょうか？　悪いストレスでしょうか？

　一般的には悪いストレスだと思います．ただし，身体に力が入って動けなくなったら悪いストレスですし，ここで集中して波に乗って逃げることがで

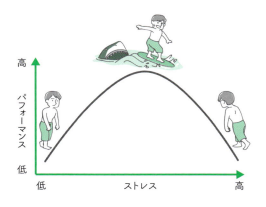

きたら，良いストレスともいえます．オリンピックなどのスポーツ選手は，勝つことの期待を背負いながら戦います．それはストレスでもありますが，**適切なストレスは身体のパフォーマンスを向上させます．反対に過度なストレスは身体のパフォーマンスを低下させてしまいます．**

脳の指令でストレスホルモンが動き出す

　ストレスを受けたときに，最初に反応するのが脳にある「**扁桃体**」です．これは不安や恐怖を感じたときに活動する場所です．一度扁桃体が働くと，体の複数の場所が活動を始めます．扁桃体からの指令を受けた「副腎」は，ストレスホルモンと呼ばれる物質を分泌します．コルチゾールやアドレナリン，ノルアドレナリンといったホルモン群です．

　ストレスホルモンには心拍数を増やす働きがあります．他にもストレスホルモンは血流に乗って，様々な臓器に「恐怖や不安に対処せよ」と働きかけ，特有のストレス反応を引き起こすのです．

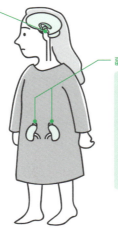

ストレス反応のメカニズム
［文献1）より一部引用］

3 ストレスによって身体にも悪影響が！

ストレスがたまると起こる主な病気・身体異常

ストレスがたまりストレスフルの状態になると，様々な不調にはじまり，ひいては大きな病気の誘引や発病にもつながります．特に胃腸は人間の体の中でもストレスに弱い臓器です．

また，心臓や血管系にも影響が出ます．サッカーのワールドカップは世界中でとても人気があり，観戦にも熱気がこもります．ドイツでこんな研究結果があります．ワールドカップのドイツ戦のある日の心筋梗塞の発症率は，男性で通常の 3.26 倍，女性で通常の 1.82 倍だそうです[2]．攻防の一喜一憂で，血圧や脈拍への大きな影響が考えられます．

ここで，薬剤師7年目のE先生（女性）の例をご紹介します．

患者さんから怒鳴られて自律神経失調症が生じたE先生

E先生は，真面目で，患者さんのために，いつも一生懸命に行動する薬剤師です．ある病棟の担当を任されています．ただし，患者さん中心に行動するあまり，主治医に厳しく意見することもありました．素直に聞き入れる医師もいれば，医師のプライドからか，E先生の主張が正しいと分かっていながら反発する医師もいます．

また，病棟の業務も山積している中，薬学生の指導の依頼がありました．プライベートでは，最近母親が乳がんを指摘され，手術と化学療法について，一緒に説明を受けたところです．薬剤師とはいえ，今後の母の病状，落ち込んでいる父のことも心配です．そして，1ヵ月後に薬剤師の学会で発表する演題があり，1週間後に皆の前で予行演習をしなければなりませんでした．

そんなある日，服薬指導のために患者さんのベッドサイドに行ったと

ころ，**いきなり怒られました．**話し方や態度が気にいらないと病室の外に聞こえるくらいの大きな声をぶつけられたのです．E 先生の心臓はバクバクとなり，呼吸も速くなるのを感じました．（後から看護師に聞いた話では，その患者さんは前日にがんと告げられ，その怒りをぶつけてきたとのこと．）その日の夕方，**動悸が続き，めまいも感じて，翌日耳鼻科を受診しました．**いろいろと検査しましたが特に異常はなく，**自律神経失調症**と診断されました．

医師との関係，学生指導，母の病気，学会発表など様々なストレスの上に，患者さんの怒りで，E 先生自身の耐えることのできる限界を超えてしまったのです．自律神経失調症という身体的な形で顕在化しました．

ストレスにより，以下のような身体的な異常が起こるとされています．

- 胃潰瘍，胃がん，十二指腸潰瘍
- 過敏性腸症候群（腹痛，吐き気，慢性的な下痢，けいれん性便秘など）
- 虚血性心疾患（狭心症，心筋梗塞など）
- 自律神経失調症（めまい，動悸，のぼせ，肩こりなど）
- 心身症
- 神経症
- うつ病
- がんのリスク

3 ストレスによって身体にも悪影響が！

慢性ストレスが続くと脳にも異変が起こる

　ストレスホルモンの一つであるコルチゾールは，副腎から分泌されると血流に乗ってエネルギー源を補充するなど，重要な役割を担っています．そして役割が終わると脳にたどりついて吸収されます．それと同時に脳は，「ストレスへの対処はもう十分だ」と判断してコルチゾールのさらなる分泌をストップさせ，体は通常の状態に戻ります．これが正常なストレス反応です．

　ところが**ストレスが長時間続くと，コルチゾールが分泌され続け，脳に吸収されずに溢れる状態になってしまいます．そして，脳の一部を蝕むと**いわれています．

　そのターゲットは，脳の「**海馬（かいば）**」です．新しい記憶や短期記憶など，頭で覚える記憶の役割を担っています．日常的な出来事や学習して覚えた情報は海馬の中に一度保存整理され，その後大脳皮質に移し替えられて長期保存されると考えられています．**大脳辺縁系の一部であるため，感情と強い関わりがあり，感動や喜びを伴うと記憶に残りやすいとされています．とてもデリケートで，ストレスや酸素不足に弱いのです．**

　海馬がストレスホルモンの影響などで蝕まれると，「うつ」「認知症」などにつながる可能性があります．震災などの極端に強いストレスや恐怖による**PTSD（心的外傷後ストレス障害）**も，海馬に異常が現れる病気です．

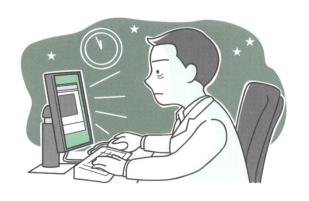

19

ストレスを悪化させるマインドワンダリング

「言葉」は，私たち人類が進化の中で獲得した大きな財産です．言葉があることで，経験したことを「記憶」したり，その経験に基づいて未来を「想像」したりして，あらゆることに対応できるようになりました．

ところが皮肉なことに，この「記憶力」や「想像力」を備えたばかりに，さらにストレスが悪化することになってしまったのです．

たとえば，職場で上司に激しく叱責されたと想像してみてください．帰宅後も険しい上司の顔を思い出したり，「明日も何か失敗するかも」と想像したりして，気分が落ち込むことはないでしょうか．

実は頭の中で嫌なことを考えただけでも脳はストレスを感じ，ストレス反応を起こしています．このように過去を振り返って後悔したり，未来に不安を抱いたり，目の前の現実以外に考えを巡らせてしまう状態を，精神医学や心理学の分野では，「**マインドワンダリング（心の迷走）**」と呼び，世界中で関心が高まっています．頭の中で新たなストレスを作り出しているのは，他ならぬ自分自身というわけです．

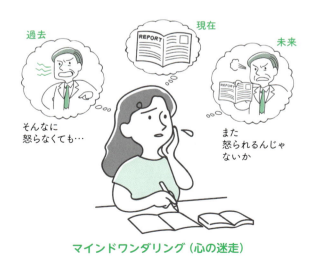

マインドワンダリング（心の迷走）

ハーバード大学の心理学者マシュー・キリングスワースらが，2010年に2,250人を対象に行った行動心理調査があります[3]．なんと，**生活時間の約半分近くがマインドワンダリング状態という結果でした．**

　現代社会において**マインドワンダリングを加速させているのが**，IT機器だと言われています．とくにスマートフォンの普及が大きな要因かもしれません．電車の中，食事中，歩きながら……と，空き時間があればスマートフォンを手に取る現代人．そこで目にするテキスト情報（文字）はダイレクトに脳を刺激し，**私たちは自然と目の前の現実以外の過去や未来について考え始めます．脳が休まることがないのです．**スマートフォンが普及して以降，うつや不安症状を訴える患者が急増したともいわれています．

4 医療者のセルフケアの必要性

まず，あなたが酸素マスクを

さあ，これは何か分かりますか？ 使ったことがあると恐い経験ですが……．

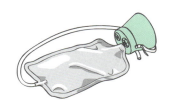

そうです．飛行機の緊急時に出てくる酸素マスクです．

飛行機に乗ったときに緊急時のパンフレットを見たことがあるでしょうか．緊急時の酸素マスク使用について「まず，親であるあなた自身が呼吸できることを確認してから，お子さんにマスクをつけてください」と記載されています．

つまり，あなた自身の安全を確保して初めて，誰かのサポートができるという例です．**私たち医療従事者も自身の心身の安定があって初めて，誰かのケアができるのではないでしょうか．** もちろん，短期間であれば，患者さんに頼られているという責任感で頑張ることができるかもしれませんが，長期間になると自分自身のケアが必要になってきます．

ちなみに酸素マスクの例は，オーストラリアにあるモナシュ大学の医療ス

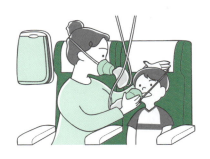

タッフの間で活用されており，仲間が疲弊していると「マスク，マスク，まず，自分が呼吸しようよ」と声を掛け合うそうです．

研修医のうつ，抑うつ症状

　海外での1963〜2015年の54の研究のレビューでは，研修医がうつや抑うつ症状を来す割合は，28.8％といわれています[4]．また，**日本での研究では，研修開始後に抑うつ症状を訴える割合は，24.6％といわれています**[5]．日本の調査は，「初期臨床研修における研修医のストレスに関する全国調査」というもので，全国の臨床研修病院250施設で，2011年度に採用された研修医1,734名に対して行っています．研修開始時，開始3ヵ月後，修了時の3回，抑うつ状態を評価するCES-Dなどを尋ねています．研修開始3ヵ月後では，抑うつ状態の研修医は30.5％であり，研修修了時は抑うつ状態の研修医は24.6％でした．

　日本では初期臨床研修制度がスタートし，短期間で新たな診療科をローテーションしたり，望まない診療科での研修も抑うつの原因になっているようです．抑うつが臨床におけるミスを誘発するだけにとどまらず，臨床におけるミスがさらに抑うつを招く悪循環に陥るという報告もあります[6]．**臨床のミスによって損害を被るのは第一の被害者，もちろん患者さんですが，それによって研修医は抑うつ状態に陥り，「第二の被害者」になりうるのです**[7]．ここでは，研修医を例にお伝えしましたが，ベテランの上級医や看護師，他の医療スタッフにも同様に起こり得ることです．

ストレスは医療ミスにつながる

　ストレスにより注意力が散漫になるといわれています．米国での研究ですが，**仕事に強いストレスを感じている研修医は，そうでない研修医に比べ医療ミスの発生率が6.2倍多いとされています**[6]．医療ミスは，重大な医療事故に繋がり，医療訴訟に発展することも多々あります．医療訴訟の対象となることで，さらなるストレスを引き起こすことになります．

5 ストレスに対処する

ストレスとうまく付き合うには

　誰でもストレスを感じることはあります．また，ストレスをすべてなくすことは難しいことです．ただし，ストレスに対処することは可能です．ストレスとうまく付き合うには，ストレス反応の生じる仕組みを理解することが重要です．次頁の図に示すように①**ストレッサー（きっかけとなる出来事）**の経験がすぐ④**ストレス反応（心身に生じる変化）**を引き起こすわけではなく，②**認知的評価（出来事の受け止め方）**と③**コーピング（対処の仕方・対処法）**によって，④ストレス反応は違ってきます．

　たとえば，上司に叱られたという①出来事（ストレッサー）に対して，「叱られることは恥ずかしい」という②認知的評価をし，「仕事に集中できず，上司を避ける」という③コーピングをすると，さらに仕事は上達せず，上司との人間関係も悪くなり，嫌な気分（④ストレス反応）が続きます（ A の経過）．

　しかし，同じ出来事でも，「叱られるのは期待されている証拠」という②認知的評価をし，「さらに奮起して頑張ろう」という③コーピングをすれば，嫌な気分（④ストレス反応）にはならずに済むかもしれません（ B の経過）．

　起こったことをありのままに見る，受け止めるためには，後述の**マインドフルネス**が有効です．

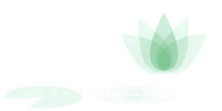

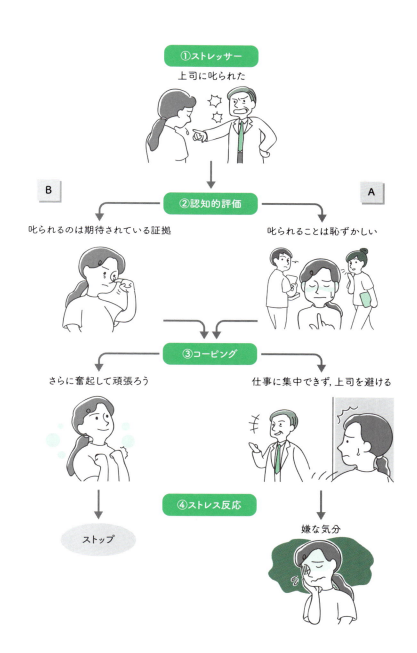

見方によってストレスは変わる

下の絵を見ていただきます．何が見えるでしょうか．

女性を後ろから抱きしめる男性？確かにそう見えるでしょう．でも子供が見たら，別のものが先に見えるかもしれません．矢印（←）に注目してください．9頭の黒いイルカです．**絵も景色も自分がどこから見るかで違って見えます．人生の出来事も同じです．**

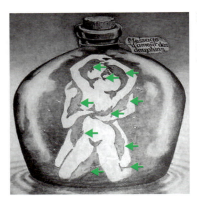

壺の絵
（スイスのアーティスト Sandro del Prete による作品）

見方によって人生も変わる〜Fさんにとってのがん〜

Fさんは，45歳の男性でした．一流企業の営業で，仕事をバリバリとこなしていました．家に帰宅するのも深夜で，土日も接待などで費やしていました．高校生の息子と中学生の娘がいましたが，ずっと顔を合わせていないといった有り様でした．

そんな彼が，会社の健康診断の胃透視で異常を指摘されました．大学病院で胃カメラを行ったところ，進行性胃がんがみつかったのです．幸い転移はありませんでした．手術を受け，抗がん剤の治療が続きました．仕事は部署を変わり，事務職となりました．急に会社を休んでも大丈夫な仕事でした．会社への感謝とともに，戦力外になった喪失感も味わっていました．収入も減って家のローンを返すのも大変な状況です．

> ただし，病気の診断を機に，家族と話すようになりました．今の気持ちや人生の今後のこと．妻も今まで話すことができなかった夫への不満や思いも口にすることができました．息子や娘は，学校での状況，将来どのような道に進みたいかを話し，父を支えていきたいと言ってくれました．Fさんにとって，がんになったことは，仕事面や金銭面においてはマイナスだったといえます．しかし，人生を見つめ直し，生活や家族を大切にするきっかけになったのです．がんはつらいことですが，Fさんは「がんは人生のギフト（贈り物）だった」と振り返りました．

こんな言葉があります．
「過去を変えることはできないが，意味を変えることはできる」
「人は事実で生きているのではない．意味をもって生きているのだ」
　人間の強さを信じ，一見ネガティブな事象も違う視点から意味を考えると，見えてくるものが変わるのではないでしょうか．

文献

1) 熊野宏昭監修，伊藤絵美：「キラーストレス」から心と体を守る！．主婦と生活社，2017．
2) Wilbert-Lampen U, Leistner D, Greven S, et al.：Cardiovascular events during World Cup soccer. N Engl J Med, 358 (5)：475-483, 2008.
3) Killingsworth MA, Gilbert DT：A wandering mind is an unhappy mind. Science, 330 (6006)：932, 2010.
4) Mata DA, Ramos MA, Bansai N, et al.：Plevalence of depression and Depressive Symptoms among resident physicians. A systematic review and meta-analysis. JAMA, 314 (22) 2373-2383, 2015.
5) 瀬尾恵美子，他：文部科学省科学研究費助成研究．初期研修における研修医のストレスに関する多施設研究（2010-12），2013．
6) Fahrenkopf AM, Sectish TC, Barger LK, et al.：Rates of medication errors among depressed and burnt out residents：prospective cohort study. BMJ, 336：488-491, 2008.
7) Wu AW. Medical error：the second victim. The doctor who makes the mistake needs help too. BMJ, 320：726-727, 2000.

2章

マインドフルネスをはじめてみよう

2章 マインドフルネスをはじめてみよう

1 マインドフルネスとは

> **Gさん（その①）の前で無力な私**
>
> Gさんの部屋に入るときは，いつも緊張していました．Gさんは40歳の女性．乳がんで，全身の骨転移がありました．特に腰椎転移により脊髄圧迫を起こし下肢麻痺の状態でした．足が動かないことも辛かったのですが，排尿，排便の感覚もなく，尿道にバルーンを入れ，オムツをしている状態でした．近くにあるものも自分で取ることができなかったのです．
>
> 部屋に入ると，「あなた医者でしょ．なんでどんどん悪くなるのよ．なんとかしてよ．いつも顔を見て終わり……．」と毎回，怒りをぶつけられました．病状が悪くなっていくのは，止めることができません．腰椎転移に対して緊急で放射線療法を行いましたが，下肢麻痺を回避できませんでした．申し訳ないという気持ちと無力感に苛まれました．
>
> Gさんの部屋の扉が重く感じ，私の目線は下を向き，呼吸は浅く速くなっていました．「自分の身体の変化を知り，そのままを受け止め，呼吸も意図的に深く，ゆっくりとしていく」というのがマインドフルネスですが，このマインドフルネスという言葉と概念を知っていれば，私の対応やGさんとの関係性は変わったかもしれません．

マインドフルネスとは

医療者自身の心のケアには，マインドフルネスが必要といわれています．マインドフルネスとは「今の瞬間の現実に常に気づきを向け，その現実をあるがままに知覚し，それに対する思考や感情にとらわれないでいる心の持ち方や存在の有りよう」です．今の瞬間をありのままに生きるということは，現代社会では非常に難しいものです．たとえば，スマートフォンに流れてく

る情報に対して，私たちは「良い・悪い」，「好き・嫌い」，「自分に関係がある・ない」と即断して処理します．マインドフルネスとは，**そのような行動をいったん保留にして「あるがままに受け止めるあり方」**といえます．

マインドフルネスの例

マインドフルネスを説明する二つの例を紹介します．

一つ目は泥水の例．泥水が入っているコップを回し続けると，いつまでもコップの水は濁ったままです．しかし**コップの動きを止めると，泥は沈殿し綺麗な上澄みができます．**動きを止めることで混濁したものが分離して，内容がはっきりします．そんなイメージです．

二つ目は犬の例（下の絵）．あなたは犬と一緒に散歩をしています．太陽は燦々と輝き，木々の緑は美しい．しかし，あなたは「やりかけの仕事や職場の人間関係，家族との雑事」で頭がいっぱい．あなたはマインドがフル，心が一杯，つまり心に余裕がない状態です．しかし，**犬は目の前の景色をただ見ています．まさにありのままを見ている，**これが**マインドフルネスの状態**です．

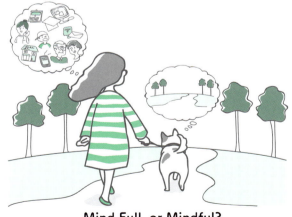

Mind Full, or Mindful?

そして，マインドフルネスは私自身が長年続けている剣道とも共通点が多くあります．試合で目の前の相手と対峙した時，「優勝したい」とか「負けてはいけない」という雑念が生じます．しかし，その時やるべきは，目の前の相手に自分ができる最高の剣道，磨いてきた技を出すだけです．勝負に捉われず，自然に体が反応した時は結果もついてきた気がします．

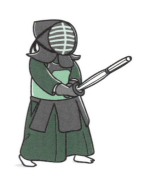

 ジョン・カバットジンと医学的な効果

ジョン・カバットジンはアメリカのマサチューセッツ大学医科大学院の名誉教授です．マインドフルネス・ストレス低減法（MBSR：Mindfulness-Based Stress Reduction）という8週間のワークを慢性疼痛の患者に応用したところ，薬剤より有意な結果がでて，EBM（Evidence Based Medicine）を世界に発信しました．実はマインドフルネスのヒントは禅宗の僧侶の教えでした．当初は慢性疼痛の患者に適用されたこのプログラムは，その後，乾癬，乳がん，前立腺がんの患者，骨髄移植経験者，刑務所収容者とそのスタッフなど対象を拡大して適用され，その効果が報告されています．また，その後開発されたマインドフルネス認知療法（MBCT：Mindfulness-Based Cognitive Therapy）は再発うつ病患者に有効とされています．また，マインドフルネスは，がん患者対象の研究では，気持ちの落ち込みの改善や睡眠，血圧の改善，免疫機能の変化などの効用も発表されています．

テロミアという老化に影響する因子があります．ストレスによってテロミアが短くなるスピードが速くなり老化が進みますが，マインドフルネスでそのスピードが落ち，再生する場合もあるそうです．

実生活,臨床でのマインドフルネス

大

　これは何に見えるでしょうか.大という字に見えるかもしれません.本当にそうでしょうか.もし外国人が見たら,白地に黒が塗られているだけ.これが事実です.私達は言語を持って発達してきたので,言語化して一瞬にして理解した気になりますが,事実は,案外単純なものです.人生の中で起こってくる様々な課題もそうです.苦しみの物語はあなたが作っている想像です.それを手放し,ありのままを見ることがマインドフルネスです.

　人生に悩みや不安は付き物.悩むほどに悩みが大きくなり,実際の10〜20倍の悩みに肥大させている場合もあります.さらには,現実を「こうであるに違いない」と決めつけてしまいがちです.なので,現実を歪んで知覚しないこと,現象や体験を一方的に評価しないことがマインドフルネスな態度と言えます.

　患者さんの話をうわの空で聞きながら「患者さんにどのように説明しようか.この説明の後に外来があるし,そのあとは会議か……」などと考えてしまう.日々の業務に忙しく,患者さんへの意識が散漫になってしまうこともあるでしょう.しかし,医療者自身がマインドフルネスな状態で患者さんと向き合い,患者さん自身が持っている潜在力を引き出すお手伝いをします.そうすれば,きっと患者さんとの関係性も変化するはずです.

 休むこと,止まること

　動物は病気になったとき,横たわったまま何もしません.食べること,飲むことさえ,やめてしまうこともあります.そして,エネルギーのすべてを治癒に向けます.私たちには,病気でなくともこのような実践が必要です.いつ休むべきかを見極めること,それは奥の深い実践です.瞑想をがんばり過ぎたり,マインドフルネスを忘れて熱中しすぎたりすると,すぐに疲れてしまいます.マインドフルネスの実践は疲れるより,元気になるものでなけ

れば意味がありません．**自分が疲れていると思ったら，どんな手段を探してでも休むべきです．人に助けを求めたり，可能なら仕事を人に頼むなどしてください．**

身も心も疲れた状態で実践を行っても，効果はありません．かえって事態が悪化する場合があります．自分を大切にすることは仲間すべてを大切にすることに繋がります．やっていることを横に置き，外を5分くらい歩いてくるとか，ある時間沈黙を守って過ごすことなども，休むことになります．座ったり横たわった姿勢で呼吸を意識することも，休息の実践になります．考えないこと，何もしないこと，それも休息と癒しの実践です．

心身のどこかに傷を負ったときこそ，その手当の仕方を学ぶときだと思います．**体には自己治癒力があります．**ですから，**体や心の傷が自然にまかせて治るのを待つことも大切です．私たちは，その癒しを妨げてしまうことがあります．**指を切ったとき，いろいろと治療しすぎる必要はありません．傷口を消毒してあとは自然に治るのを待ちます．一日か二日でよいでしょう．いじりすぎたり，行きすぎた手当をしたり，心配しすぎたりすると，それらは治癒の妨げになります．過剰に心配することに心当たりはないでしょうか．

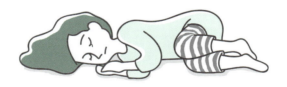

 ## 「二本の矢」の例え

二本の矢という例えがあります．矢に打たれた人は痛みを感じますが，もしその後，すぐにもう一本の矢が全く同じ場所に突き刺さったら，その痛みは倍どころか十倍にもなるはずです．体に軽いけがをしたとき，心配やパニックになれば，傷の痛みはさらに増すでしょう．この場合，心配やパニックが「二本目の矢」になりうるということです．ですから，心配やパニック

に陥らずに，息を吸って息を吐く瞑想を実践し，傷が小さなうちに実際に起こっていることに目を向けることが大切です．息を吸いながら「この傷はたんなる肉体的な傷にすぎないと気づく．自分で苦しみの物語（二本目の矢）を作って痛みを大きくしない」と心の中で自分に言います．

　私自身，この二本の矢について学んだ翌日，ぎっくり腰になりました．数年に一度起こすのですが，ドイツでは「魔女の一撃」といわれるほどの激痛で数日起き上がることもできなくなります．その日は，長岡への出張で，新幹線を降りた直後に痛みが走りました．キャリーバッグに体重を乗せながら歩くのがやっとでした．しかも，その翌日からオーストラリアへマインドフルネスの研修に行く予定でした．今までの私なら，なぜ，このタイミングでぎっくり腰になったのかと怒りや後悔を感じたでしょう．しかし，二本の矢を学んだ直後でしたので，瞑想を試すことにしました．腰が痛いのは事実．しかし，この痛みを嘆いたり，怒りを感じることは手放すことができる．呼吸とともに行いました．もちろん，痛み止めは服用しましたが，翌日，成田空港からの出発に支障がないほどに回復していました．

　皆さんも今度痛みを感じたときに実践してみてください．「私には痛みはあるが，苦しんではいない」と，痛みの感覚と，痛みを取り巻き，それを増幅させる物語とを区別することが大切です．物語を手放すことがマインドフルネスでもあります．このことは，慢性疼痛，がん疼痛にも応用されています．

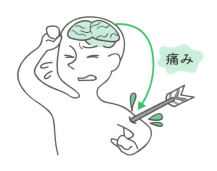

今ここで幸せになれる

　私たちは，ずっと昔に走り始め，今では眠っている間でさえ，思考は走り続けています．この場ですぐに幸せと健康が手に入るなんてあり得ないと，誰もが思っています．こうした思い込みは心の中で受け継がれてきています．思い込みの種は両親やそのまた両親から渡されました．そうして私たちは，すでに幼い頃から先を急ぐ習慣を身につけてしまったのです．幸福とは未来に何かを求めること，皆がそう思っています．

　しかし，人はすぐに，今ここで幸せになれるのです．思考を止めて，今この瞬間に自分を確立することができれば，今という瞬間には，あなたを幸福にするのにあり余るほどの多くの幸福の要素があることがわかるでしょう．蛇口をひねれば，飲むことのできる水が出てきます．そういったことが叶わない国も世界にはまだあるということを考えれば，恵まれていて幸せなことです．道端に咲いている花に目をやれば，いのちのエネルギーとともに癒しを感じるでしょう．話すことも，歩くことも，何気なくしていることに幸せを感じることができます．これが，今ここにいるというマインドフルネスの本質だと信じています．

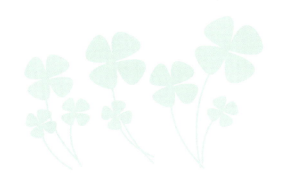

ACT（アクト）

ACT（Acceptance and Commitment Therapy，アクセプタンス・コミットメント・セラピー）は，「マインドフルネス」を活かし，幸福を実現するための新たな臨床科学です．

従来の心理モデル，セラピーでは，『"問題/苦悩/ネガティブな感情"をどのように管理/対処するか？ どのように克服するか（打ち克つか）？』にメイン・フォーカスが当たっていたのに対し，ACT においては『"問題/苦悩/ネガティブな感情"は生きている以上あって当たり前．それらを解決/管理/対処することを手放し，受け入れる．しかしながら，その姿勢こそが変化へのパワーを生む』というアプローチをとります．そして，『苦悩/問題を抱えたままでも"高次の価値"，"自分が人生で本当に実現したいこと"を発見・強化し，行動していく「コミットメント」の姿勢を持つことで私達は誰でも幸福になれる』という哲学に基づき，「価値の発見」，「行動」のための介入を行います．

ACT の有効性は 70 以上の無作為な臨床研究で立証されています．症例は不安/心配，うつ，精神病，薬物乱用，職場でのストレス，慢性痛，糖尿病，その他健康上の悩み，などです．ACT はまた，複合的な問題や治療に抵抗するクライアントにも用いることができます．アメリカ精神医学によるDSM-IV-TR*（「精神障害の診断と統計の手引き」）の第 2 軸であるパーソナリティ障害および精神遅滞（知的障害）と診断されたクライアント達に対する臨床研究もいくつか行われており，さらには重度の薬物中毒のクライアントに対しても行われました．また，臨床的な症例だけでなく，職場でのストレスや，スポーツ競技におけるパフォーマンス向上にも効果的であることが証明されています．

＊現在では DSM-IV-TR の改訂版の DSM-5 が刊行されています．

COLUMN 1
マインドフルネスを実践する企業や有名人

　グーグルやインテルなどの一流企業が社員研修に応用しています．特に世界的IT企業であるグーグルは，2007年にリーダーシップや集中力を高めるためのマインドフルネスプログラム「サーチ・インサイド・ユアセルフ（以下，SIY）」の開発に着手しました．SIYは2009年より実施され，基本的なプログラムは2日間の集中研修と4〜7週間の実践フォローアップからなります．今やグーグル内で1万人が受ける人気講座に成長し，グーグル以外でもマイクロソフト，SAP，エトナなど大手企業に採用され，世界中で3万人以上が受講しています．ビジネスパーソン向けのマインドフルネスプログラムの中では世界最大規模であり，日本でも2014年より一般向けにプログラムが実施されています．このSIYを作り上げたのは，天才エンジニアだったチャディー・メン・タン氏です．

● スティーブ・ジョブズ氏

　アップル社のCEOであった故スティーブ・ジョブズは瞑想をし，禅を学んでいました．

　2005年のスタンフォード大学での講演を紹介します．まさに禅の教えです．講演の1年前にすい臓がんと診断されていました．

　『17歳のとき次のような一節を読んだ．"毎日を人生最後の日として生きていれば，いつか必ずひとかどの人物になれる"私は感銘を受け，それ以来，33年間，毎朝鏡を見て自問している．"今日が人生最後の日だとしたら，今日するはずのことをしたいと思うか"そして，その答えが"いいえ"であることが続くと，

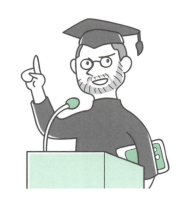

私は何かを変える決断をした．

　自分が近く死ぬだろうという意識が，人生における大きな選択を促す最も重要な要因となっている．外部のあらゆる見方，あらゆるプライド，あらゆる恐怖や困惑もしくは失敗など，ほとんどすべてのことが死の前では消え失せ，真に大切なものだけが残ることになる．やがて死ぬと考えることが，自分が何かを失うという考えに囚われるのを避ける最善の方法だ．自分の心に従って生きたい．』

● ジョコビッチ選手とマイケルジョーダン選手

　テニスのジョコビッチ選手は，試合中の怒りや不安などネガティブな感情から自身を解き放つ目的で瞑想を取り入れ，バスケットのマイケルジョーダン選手は，プレーの質の向上やチームメイトとの和を保つために瞑想を行っていたそうです．

　ぜひ，皆さんも体験してみましょう．

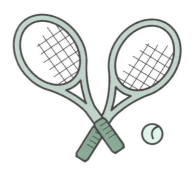

瞑想の歴史，日本人にとってのマインドフルネス

　海外から入ってきたマインドフルネスは現代の話ですが，瞑想自体の歴史は古いのです．5000年前に誕生したインダス文明都市であるモヘンジョ・ダロの遺跡から，瞑想をしていると思われる人の様子が描かれた印鑑が発掘されています．瞑想は，それ以前にもあったのかもしれません．瞑想は，仏教の開祖である仏陀から弟子に伝承され，インドから中国を通って，禅宗として日本に渡ってきたとされています．禅宗は鎌倉時代に日本に入ってきたので，日本人が瞑想と出会って1000年くらいになります．

　瞑想は，海外でうつや慢性疼痛の患者さんに応用され，脳科学の分野でもエビデンスが証明されつつありますが，元々日本人には馴染みのある行為なのです．ジョン・カバットジンも日本の禅僧との出会いがきっかけだったと述べています．禅，茶道や華道，剣道・柔道などの武道も，瞑想，マインドフルネスと深く結びついています．

　ただし，日本では言語化した説明やエビデンスに則った教えはしていません．私は剣道をやってきましたが，「師匠の背中を見て学べ」とか，「道場の中で身体で覚えろ」などと言われたものです．言葉ではなく，修行によって体感していくものとして日本人の大切な道を形成してきました．海外では，民族，宗教，言葉も違うので，言語化し，エビデンスで明確にする必要があったのだと思います．日本人にとって，マインドフルネスは新しいものではなく，ある意味懐かしいものなのです．

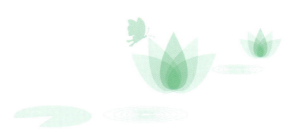

マインドフルネスと脳科学的な証明

神経可塑性の発見

　20世紀から21世紀にかけて，**成人になっても脳は変化する性質を持続するという**，**神経可塑性**に関する**パラダイムシフトが起こりました**．この神経可塑性に関して，神経科学の観点からメンタルトレーニングを検討する上で重要となる研究を紹介します．脳が変化するためには，知識に基づいた知的理解よりも，経験に基づいた体験的理解が大切であることを示した研究です．

　ロンドンのタクシードライバーを対象として，場所に関する知識や経験が，場所記憶に関わる海馬の体積に与える影響が検討されました[1]．その結果，タクシードライバーの試験を受けるために3年間勉強してロンドンの地理に関する知識を身につけただけでは，海馬を含むすべての脳領域の体積に変化は生じませんでした．しかし，タクシードライバーの試験に受かって**3年間実際にロンドンの街中で運転するという経験によって，海馬の体積が増大することが示されました**．これは，**医師教育や看護師教育においても知識の学習だけでなく，演習や実習，On the Job Trainingの有用性を示唆しています**．

　考えたり行動したりすることが脳の構造と機能を変えるという「**神経可塑性**」という考え方が，マインドフルネスによる脳科学の研究のきっかけになりました．

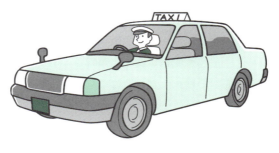

デフォルト・モード・ネットワーク (DMN)

　私たちの脳は，話をする，本を読む，といった意識的な仕事を行っているときだけ活動し，何もせずぼんやりしているとき，脳は休んでいると考えられてきました．ところが最近の脳機能イメージング研究によって，驚くべき事実が明らかになったのです．安静状態の脳で重要な活動が営まれていたのです．

　この脳活動の中心となっているのは，**「デフォルト・モード・ネットワーク (DMN：Default Mode Network)」** と呼ばれる複数の脳領域で構成されるネットワークで，脳内の様々な神経活動を同調させる働きがあります．自動車が停止してもいつでも発進できるようエンジンを切らない「アイドリング」と同じように，これから起こりうる出来事に備えるため，様々な脳領域の活動を統括するのに重要な役割を果たしていると考えられています．**いわば脳のアイドリングのようなものです．しかし，このアイドリング時間のおかげで，過去の整理をし，未来の予測をすることができるようになります．** ただ，これが過剰になると，うつうつとしたり，不安に囚われたりすることが最近の研究で分かってきています．

　京都大学大学院の藤野氏は，「こころの未来研究センター」の MRI（磁気共鳴画像装置）を用いて，瞑想の種類による効果の違いを実証することに取り組んでいます．これまでの研究で，**「体の微細な感覚に対し，反応したり判断したりせずに，観察していくような瞑想」**（ヴィパッサナー瞑想や洞察瞑想）を行うと，感情や記憶に関わる領域と，DMN との関係性が低下していく傾向があることが分かってきました[2]．

　うつ病や不安神経症では，過去の嫌な経験や将来の不安が過剰に反すうされます．しかし，**感情や記憶に関わる領域と DMN との間の関係性が低下していけば，脳が嫌な経験を反すうしにくくなり，それらが投影する将来の不安からも解放される可能性があります．**

マインドワンダリングと脳科学

　マインドフルネスは「今この瞬間に生じている経験に気づき，反応したり判断したりすることなく，注意をとどめる」ことを意味しています．私たちは，起きている多くの時間を，過去を思い出したり，未来に思いをはせたりして，今この瞬間に生じている経験以外の何か別のことを考えながら過ごしています．1章（p.20）で述べたマインドワンダリングの状態です．**そのようなマインドワンダリングの状態は，マインドフルネスな状態と比べて，幸福感が低いことが示されています．さらに近年，スマートフォンなどの様々な通信機器によって，マインドワンダリングの状態が助長されることも示されています．**

　マインドフルネス訓練では，集中力を育むことが重要で，**① 呼吸に注意をとどめる，② マインドワンダリングの状態になる，③ マインドワンダリングに気づく，④ それていた注意を呼吸に戻すというプロセスを繰り返します．**これを繰り返すことで，徐々に呼吸に注意をとどめる時間が長くなり，マインドワンダリングに早く気づけるようになり，それていた注意を早く呼吸に戻せるようになります．

　この4つのプロセスに関わる脳活動を調べるために，平均瞑想実践時間1,386時間の瞑想実践者14名を対象としたMRI研究が実施されました[3]．MRI装置の中で，呼吸に注意をとどめ，マインドワンダリングに気づいたらボタンを押して，呼吸に注意を戻すという課題でした．その結果，**呼吸に**

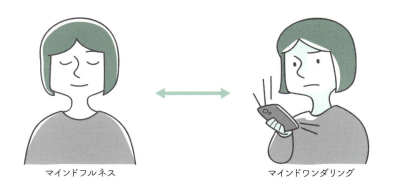

マインドフルネス　　　　　　　　　　マインドワンダリング

注意をとどめている状態では"認知的な制御に関わる背外側前頭前野"が活動し，マインドワンダリングの状態では"内省や記憶に関わる内側前頭前野・後部帯状回・海馬"が活動していました．一方，マインドワンダリングに気づいた際には"刺激の検出や身体感覚および感情の観察に関わる右前部島皮質や右前部帯状回"が活動していました．また，それていた注意を呼吸に戻そうとしている状態では，瞑想実践時間が長いほど，内側前頭前野の活動が素早く低下することも示されました．これは，瞑想実践時間が長くなるほど，背外側前頭前野が内側前頭前野の活動を制御して素早く内省を低下させ，それていた注意を呼吸に戻せるようになることを示唆しています．

　以上のような研究や新たな知見によって，マインドフルネスは新興宗教的な怪しいものではなく，脳科学的な根拠をもった手法として広まってきたのです．

マインドフルネスの目指すところはコンパッション

　IT企業・ビジネス界では，マインドフルネスは，マルチタスクを効率的に解決する手段とされ，利己的な営利の追求に活用する場合もあります．しかし，マインドフルネスの目指すところはコンパッション（Compassion：慈悲，思いやり，同情）といわれています．これは，医療者にとって重要な点で，誰かのために尽くす利他的な思考を育む力になります．ジョアン・ハリファックス老師も著書「死にゆく人と共にあること」の中で，「マインドフルネスは他者を助けたいという願いをもつことによって活性化する」「利他的な心の状態に基づいて関わると自分への強い執着を断ち切ることができ」「奉仕をしたいという思いがあると，私達の実践にエネルギーと深みが与えられ，実践がより柔軟で包括的なものになる」と述べています[4]．もっとも，このコンパッションについては，医学生への介入研究も少しずつ発表されてきていますが[5]，仏教的な思想でもあり，エビデンスを示しながら広めていく必要があります．

　この研究では，医学部2年生にチベット仏教徒の瞑想に由来するトレーニングをして思いやりの心を育てつつ，孤独感やうつを軽減する治療介入を行

いました．そして，トレーニングをしなかったグループとの比較で瞑想の有効性を確認しました．トレーニングをすることで，自分自身を思いやり，自らにエネルギーを補給できるとしています．

　また，コンパッション訓練が，他者と向きあった際の感情や脳活動に与える影響が調査されています[6]．この研究は，数週間で 5 時間程度のコンパッション訓練を実施した訓練群 29 名と非訓練群 30 名を対象とし，他者が苦しんでいる映像を見た際に自分の中で生じてくる情動的理解や共感的感情をMRI で評価するというものでした．訓練群は訓練後に，他者が苦しんでいる画像を見た際に，ポジティブ感情が高まっていることが示されました．その際，眼窩前頭皮質や大脳基底核の活動が増加していました．この領域は愛情や友情に関与しており，つまりコンパッション訓練によって，苦しみに満ちた他者に直面した際に，他者に対する暖かな気持ちやいたわりの気持ちが生じやすくなった可能性が示唆されています．

マインドフル・セルフコンパッション

　マインドフル・セルフコンパッション（MSC：Mindful Self-Compassion）とは，マインドフルネス・ストレス低減法（MBSR）などをベースに，コンパッション（思いやり・慈悲），特に自分への思いやりにフォーカスして，ハーバード大学の臨床心理学者クリス・ガーマー氏とテキサス大学の心理学者クリスティン・ネフ氏が，10 年近く前に始めたプログラムです．

　苦しいときにこそ，それにマインドフルに気づき，孤立せず，自分自身に対して優しさを向けて，苦しみをそれよりも大きないたわりの心で包めるスキルや，他の人をケアしながら，燃えつきずに自分のこともケアできるスキルを自分の中に育てていくプログラムです．

　心身の健やかさの効果のほか，内面からの強さ・モチベーション，他者に対しての思いやりが高まること，共感疲労や燃えつきの防止効果などが報告されています．

　講義や瞑想，心のエクササイズ，様々な実践を通じた体験で，国内唯一のインストラクター資格を持つ岸本早苗氏が 8 週間プログラムを実践しています．

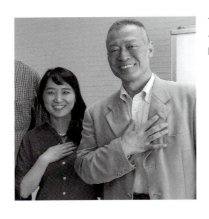

マインドフル・セルフコンパッションのインストラクターの岸本早苗氏とともに自分自身への思いやりのポーズ

　このMSCを活かした思いやりと慈しみの瞑想の実践についてはp.55をご参照ください．また，自分自身をサポートする「スージングタッチ」の実践はp.57に紹介します．

2　瞑想法の紹介
～いろいろな瞑想法にトライしてみましょう～

　マインドフルネスというと難しいイメージがあるかもしれません．実は，皆さんが日頃熱中しているスポーツ，楽器の演奏，絵画……．**そのとき皆さんはマインドフルネスな状態なのです．** きっと気になっている仕事の問題や家庭での葛藤は忘れているでしょう．そういった状態を意図的に作ることもマインドフルネスの練習になります．私なら剣道ですが，剣道は場所と相手が必要です．したいと思った瞬間にできるわけではありません．

　しかし，**呼吸に集中することなら，どんなときでも行えます．** 目の前で予想しなかった出来事が起こったとき，心が乱れたとき，呼吸ならすぐに戻ることができます．**マインドフルネスにおいて，呼吸はゴールではなく手段ですが，簡便で有用な方法です．** 以下に呼吸を意識した瞑想法をご紹介します．**こういった練習をしておくと，生活や臨床の現場で，呼吸によって，今，この瞬間に立ち戻ることができるのです．**

　座る瞑想，ボディスキャン，歩く瞑想，食べる瞑想，ろうそくの炎を利用した瞑想などがありますが，慣れれば，電車を待つ時間や数歩の歩みでも瞑想は可能です．

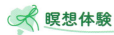 瞑想体験

基本の瞑想（付録 CD-①）

以下の手順で瞑想を，講義では5分間で行っています．

①**ティンシャで導入**

ヨガや瞑想の導入に使用する鐘，ティンシャの音で開始しています．

 ティンシャとは

チベット仏教の高僧や尼僧が旅の危険から身を守る魔除けとして実際に用いる法具の一つ．二つの鐘からなり，静かに当てることにより音色が響く．

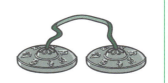

②まず，**足は組まずに大地を意識してしっかりと足を下ろします．足の裏が床についているところを感じます．**お尻や背中が椅子に触れているのを感じます．**背筋は真っ直ぐ，頭の上から糸で釣り上げられているイメージです．**手はてのひらを上にして，肩をリラックスして膝の上に置きます．**嫌でなければ，目を閉じます．**

呼吸に意識を持っていきます．**胸やお腹がふくらんだり，へこんだりする呼吸を感じます．**口や鼻の穴から冷たい空気が入り，温かい空気が出ていくのを感じます．

〈ティンシャ（鐘）の音〉

（3分後）呼吸に集中するといいながら，**気になっていることや，何か抱えている問題を思い出すかもしれません．**それは，構いません．**そっと，横に置いて呼吸に戻っていきましょう．不安なこと，気になることを手放す練習だと思ってください．**

不安なとき，心が乱れたとき，呼吸はあなたが戻ることのできる静寂な場所です．船のいかりのように落ち着く場所です．

③ティンシャで終了

準備ができたら，ゆっくりと目を開けてください．呼吸に集中できたでしょうか．他のことに気を取られたでしょうか．気になること，不安なことが頭に浮かんでも構いません．それを手放す練習だと思って，継続していくことが重要です．

ボディスキャン（付録 －②）

〈鐘の音〉．基本の瞑想

まず，足に注意を向けていきます．足の裏が地面についている感覚を味わいます．どんな感覚があるでしょうか．次に足の親指，人さし指，中指，薬指，小指，足の甲．湿った感覚，脈を打つ感覚など，様々な感覚があるかもしれません．どのような感覚があるか好奇心をもって確認してみましょう．

次に大きく息を吸って，そして吐いたときに注意を足首へ持っていきます．そこには，どのような感覚があるでしょうか．何も感じなければ，何も感じないということを認識して再び足首へ注意を持っていきます．

もう一度大きく息を吸って，そして吐いたときに，ひざ下まで注意を持っていきます．ふくらはぎにはどんな感覚があるでしょうか．すねの部分．皮膚表面の感覚．衣服と接している皮膚の感覚．あるいは内側から生じてくる感覚．

大きく息を吸って，そして吐いたときに，ふくらはぎから注意を解放してひざへと持っていきます．ひざの表面，横，後ろ．

再度大きく息を吸って吐いたときに，膝から注意を解放して太ももへと移動させます．右の太もも．左の太もも．前，横，後ろ．どのような感覚があるでしょうか．脈を打つ感覚や，あるいは衣服と接している感覚．重さやだるさ．様々な感覚があるかもしれません．どのような感覚でも受け入れていきます．

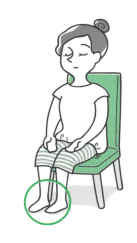

大きく息を吸って吐いたときに太ももから

注意を解放して，**骨盤，股関節へと注意を移します**．まずは右の股関節．どんな感覚があるでしょうか．次に左の股関節．骨盤全体．そして，その中の臓器まで，どんな感覚があるか確かめてみます．

　鼻から吸った息が体を通って両足のつま先まで流れていって，息を吐くときはつま先から体を通って鼻から出ていく，というのを数回試してみます．

　それでは，**注意を腰，背中へ**と移動させます．筋肉の緊張，あるいは痛みなどが生じやすい部分でもあります．腰から背中の中央の部分に注意を移動させて，少しずつ上の方に意識を持っていきます．そして，横に広げて背中全体，肩甲骨も含んで，どのような感覚があるでしょうか．もし，背中や腰，肩甲骨の周囲に痛みがある場合は，そこに優しく息を吹きかけるようにします．吸った息がそこへ行って痛みが外に出ていくというイメージです．

　次に，息を吸って吐いたときに，**手，そして腕へと注意**を持っていきます．まず，手の指から注意を移していきます．親指，人差し指，中指，薬指，小指．てのひら，手の甲．ピリピリした感覚や，あるいは温かさや冷たさ，そういったものを感じるかもしれません．手は微細な感覚を感じやすい部分でもあります．どんな感覚があるか，好奇心をもって観察していきます．手首，前腕，上腕．どんな感覚があるでしょうか．

　それでは，次に大きく息を吸って，そして吐いたときに手から注意を解放して，**お腹へと注意**を持っていきます．呼吸とともに上下する感覚．あるいは内側から生じている感覚，脈を打つ感覚，皮膚の表面にも何らかの感覚があるかもしれません．丁寧に観察していきます．

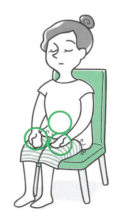

　次に大きく息を吸って，吐いたときに，**お腹から胸へと注意**を持っていきます．呼吸ととも共に上下する感覚．皮膚表面の感覚．様々な感覚に注意を向けます．

　それでは，大きく息を吸って，そして吐いたときに，**胸から肩，首へと注意**を移していきます．

肩や首は，背中や腰などと同じように筋肉の緊張や痛みを生じているかもしれません．もしそのようなことに気づいたら，先ほどと同じように優しくそこに息を吹きかけて，筋肉の緊張や痛みが外に出ていく，そんなイメージを試してみましょう．

息を吸って，吐いたときに，顔，頭へと注意を持っていきます．頭，唇，鼻の下，鼻の穴，鼻全体，両頬，両耳，目，目頭，眉，眉間，こめかみ，額，そして頭皮．

吸った息が顔，頭の中を巡って鼻から出ていくイメージをもってみます．鼻から入って，息が顔や頭の中を巡って，そして鼻から出ていく．数回試してみましょう．

それでは，大きく息を吸って，そして吐いたときに，顔，頭から注意を解放して，頭の先からつま先まで，サーッとスキャンしていきます．

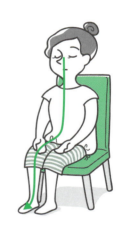

体全体へと注意を広げていきます．体全体にはどのような感覚があるでしょうか．そして，体全体から，少しその脇の部分まで広げて，自分の体の周囲にも，どんな感覚があるのかを探索していきます．

それでは再び，呼吸に注意を持っていきます．息を吸って，お腹や胸がふくらんで，息を吐いて，お腹や胸がへこむ．その呼吸とともに変化する体，お腹や胸の動きに注意を向けても構いません．呼吸に注意を向けていきます．呼吸はコントロールせず自然なままです．

それでは，まぶたと目が接している感覚に注意を向けます．ゆっくりと目を開けていきますが，そのときに初めて入ってくる光，そして景色がどのように変化するのか，注意を向けましょう．

そして，指先，足の指から少しずつ動かして，ご自分のペースで構いませんので，自分がどうしたいのかなど，体に聴きながらゆっくりとこの場に戻ってきて下さい．〈鐘の音〉

歩く瞑想（付録 -③）

心はさまざまな方向へさまよいゆく
けれど私は　この美しい小道を安らぎながら歩く
一歩ごとに　やさしい風が吹き
一歩ごとに　花が咲く　（ティク・ナット・ハン）

　私達はいつでも歩いています．しかしその歩みは，むしろ走っているに近いかもしれません．歩く瞑想では，ただ歩くことを楽しむために歩きます．大事なのは，どこかにたどり着くために歩かないことです．目的を作らずに歩きます．歩く瞑想は，目的を達成する手段ではありません．歩くために歩くのです．

　私達の心には，一つの対象から別の対象へ次々に移る傾向があります．まるで，サルがひとところに止まって休むことがなく，枝から枝へ飛び移るように．思考のたどる道は何百万にも枝分かれしていて，私達の意識を散漫な状態に引き込もうと際限なく誘い続けます．私達がいつも歩く道を瞑想の場に変えられるならば，一歩一歩踏み出すその足は，完全な気づきに満ちると思います．呼吸と歩行は調和し，心は自然と楽になっていきます．

　歩く瞑想は，歩いているときはいつでも実践できます．たとえば車を降りて職場に向かうときや，台所から居間まで移動する間でも可能です．どこを歩く時も十分に時間をかけましょう．3分かかるところなら，8分から10分はみておきます．

　歩く瞑想をはじめたばかりのときは，赤ちゃんがはじめて歩いたときのようなバランスの悪さを感じるかもしれません．自分の呼吸をたどりながら，一歩一歩マインドフルネスにとどまるこ

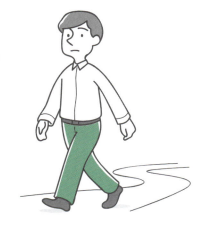

とができれば，すぐにバランスが取れるようになります．朝，歩く瞑想をして，澄んだ朝の空気を体に取り込むのもよいでしょう．

　歩く瞑想は，一息ごとに何歩進んでいるかに気をつけて練習します．息を吸って吐きながら，その一呼吸ごとに気づきを向け，その間に何歩歩いたかを確かめます．この瞑想法では，呼吸に歩みを合わせます．一息を吸うときに2歩かかるのか3歩かかるのかは個人差があります．一息吸う間に2歩必要なら2歩，3歩のほうがしっくりくるのなら3歩にします．ふつう，吸う息は吐く息よりも短いので，**まずはじめは，吸う息に2歩，吐く息に3歩をあてるといいでしょう．2-3，2-3，2-3のように．あるいは，3-4，3-4，3-4になることもあります．** 私は，この方がしっくりきます．

　私達は毎日どこかを歩いています．日々の生活に歩く瞑想を加えたとしても，それほど余計な時間がかかるわけではなく，特別な場所に行ってやらねばならないことでもありません．いつもの階段で，道路から自宅の玄関まで，路地から路地までなど，一つの場所を選んで毎日実践してみてください．**どんな道でも，歩く瞑想の道にすることができます．**

🌸 深いくつろぎの瞑想（付録 -④）

　ストレスは身体に積もっていきます．私達がどのように食べ，飲み，生活しているかは健康に反映されます．深いくつろぎの瞑想は，休息と癒しによって体の立て直しをはかるのによい機会です．**まず第一に，体をリラックスさせ，その各部分に順々に注意を向けて，細胞一つ一つに慈しみと思いやりを送ります**（ここがボディスキャンと違う部分です）．

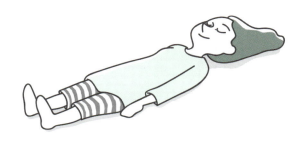

それでは実践してみましょう．

グループで行うときは，誰か一人が読み上げるガイド役になります．自分一人のときは，付録 CD-ROM の録音を聴きながら行うとよいでしょう．

〈鐘の音〉

○あおむけになって両腕は体の横に置きます．楽にしてください．体の緊張を解いて，背中に触れる床を意識しましょう．体が床についている感じに気づきます．（呼吸します）体が床に沈んでいく感じに任せます．（呼吸します）

○入っては出ていく呼吸に気づきます．呼吸と一緒にお腹がふくらみ，へこむことに気づきます．（呼吸します）ふくらむ……へこむ……ふくらむ……へこむ．（呼吸します）

○息を吸いながら，両目に気づきを向けます．息を吐きながら，両目の緊張を解きます．眼球が頭に沈み込んでいくような感じで，目の周りの小さな筋肉のすべての緊張をほぐします．この両目は形と色のパラダイスを見せてくれます．今は両目を休ませます．そして愛情と感謝を送ります．（呼吸します）

○息を吸いながら，口に気づきを向けます．息を吐きながら，口の緊張を解きます．口の周りをリラックスさせます．この両唇は花びらです．唇に優しい微笑みを咲かせましょう．微笑みは，顔にある何百もの筋肉の緊張をゆるめます．頬がゆるんでいくのを感じます．あご，そして喉までゆるみます．（呼吸します）

○息を吸いながら，両肩に気づきを向けます．息を吐きながら，両肩をリラックスさせます．両肩が床に沈んでいく感じに任せます．積もり積もったすべての緊張が床に流れ出します．これまで大きな重荷を支えてきた肩．この両肩をいたわり，リラックスさせます．（呼吸します）

○息を吸いながら，両腕に気づきを向けます．息を吐きながら，両腕をリ

ラックスさせます．二の腕，ひじ，前腕，手首，手のひら，指‥‥すべての小さな筋肉にいたるまで，同じように床に沈んでいく感じに任せます．必要ならば，わずかに指を動かして体をリラックスさせます．（呼吸します）

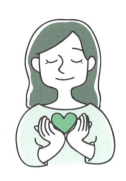

○息を吸いながら，**心臓に気づき**を向けます．息を吐きながら，心臓をリラックスさせます．（呼吸します）私たちは長いこと，心臓には無関心でした．そんな働き方，食べ方，心配やストレスへの対処の仕方が，心臓に負担をかけてきたのです．（呼吸します）**心臓は昼も夜も鼓動し続けています．その心臓をマインドフルネスと優しさで抱きしめます．心臓と仲直りして大切にします．**（呼吸します）

○息を吸いながら，**両脚**に気づきを向けます．息を吐きながら，両脚をリラックスさせます．脚のすべての緊張を解きます．太もも，両膝，ふくらはぎ，足首，足，つま先……．つま先のすべての小さな筋肉にいたるまで，ゆるめていきます．**足の指をわずかに動かしてリラックスさせます．つま先に慈しみと思いやりを送ります．**（呼吸します）

○息を吸い，息を吐きながら，全身が軽くなったように感じます．**まるで水面に浮かぶ睡蓮のようです．どこへも行くことはありません．しなければならないこともありません．空に浮かぶ雲のように自由です．**（呼吸します）

（しばらく静かな歌や音楽を聴いていもよい）（呼吸します）

○気づきを呼吸に戻します．お腹がふくらんだり沈んだりするのを感じます．（呼吸します）
〈鐘の音〉

○呼吸をたどりながら，両腕や両脚に気づきを向けます．腕や足を少し動かしたり，ストレッチをしたりします．（呼吸します）

○準備ができたと感じたら，ゆっくりと体を起こして座ります．（呼吸します）

○タイミングを見て，ゆっくりと立ち上がります．

思いやりと慈しみの瞑想 (付録 CD-⑤)

「思いやりと慈しみの瞑想」(Compassion/Loving-Kindness Meditation) という瞑想があります．自分の中にある関係性のつらさに気づき，受け入れ難いことに向きあいながら，自らに優しさを向けることから，大きな気づきと新しい関係性への転換に繋がるかもしれません．以下に一例を紹介します．

私が幸せでありますように

私の悩み苦しみがなくなりますように
私の願い事が叶えられますように
私があらゆる囚われから解放されますように
私が幸せでありますように

私の親しい人が幸せでありますように

私の親しい人の悩み苦しみがなくなりますように
私の親しい人の願い事が叶えられますように
私の親しい人があらゆる囚われから解放されますように
私の親しい人が幸せでありますように

生きとし生けるものが幸せでありますように

生きとし生けるものの悩み苦しみがなくなりますように
生きとし生けるものの願い事が叶えられますように
生きとし生けるものがあらゆる囚われから解放されますように

生きとし生けるものが幸せでありますように

私を嫌っている人が幸せでありますように
私を嫌っている人の悩み苦しみがなくなりますように
私を嫌っている人の願い事が叶えられますように
私を嫌っている人があらゆる囚われから解放されますように
私を嫌っている人が幸せでありますように

私が嫌いな人が幸せでありますように
私が嫌いな人の悩み苦しみがなくなりますように
私が嫌いな人の願い事が叶えられますように
私が嫌いな人があらゆる囚われから解放されますように
私が嫌いな人が幸せでありますように

私が幸せでありますように

　このようなフレーズを繰り返すことで，**自分も他者も苦しみから解放されて幸せになりたいと考えている点では同じであるという考えや，相手の立場に立つものの見方が育まれていくと考えられています．**

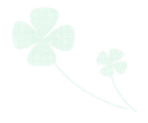

なだめいたわるタッチ「スージングタッチ」(付録 -⑥)

　スージングタッチ (Soothing Touch)＊とは，つらい気持ちになるときに，自分自身をサポートするためのシンプルな方法です．
　まず，瞑想の姿勢で呼吸を意識します．手は掌を上にして，膝の上に置きます．目は閉じていきます．
　胸やお腹が膨らんだり，へこんだりする呼吸を意識します．
　実践してみましょう．

〈鐘の音〉
○右手を右頬に当てます．どのような感じがするでしょうか．
　手のぬくもりを感じて
　自分自身への思いやりを向けます．

○右手はそのままで，次に左手を左頬に当てます．両手で頬にぬくもりを与えます．
　慈しみをもって頬に触れます．

　一度，手を膝の上に戻します．そして呼吸を意識します．

○右手で左腕を優しく撫でます．前腕の部分を優しく撫でます．
　いつも頑張っている自分．自分自身に思いやりと慈しみをもって撫でていきます．
　これまで多くの患者さんに触れてケアをしてきた，あなたの手．
　そのぬくもりを感じていきます．

＊スージングタッチは，「©Christopher Germer & Kristin Neff. Mindful Self-Compassion. June 2017. 訳　岸本早苗 2017」を基に著者と岸本早苗氏で改変．

○次に左手で右腕を優しく撫でます．前腕の部分を優しく撫でます．
　頑張ってきた自分，頑張っている自分に思いやりと慈しみをもって撫でます．

　一度，手を膝の上に戻します．そして呼吸を意識します．

○右手を左胸の上に置きます．
　そこには心臓が動いています．生まれる前からずっと動き続けている心臓．
　緊張したときや大変なときは，さらに速く動いてくれました．
　ずっと休むことなく働いてくれました．
　そんな心臓に感謝を向けます．
　そして，手のぬくもり，温かさを感じていきます．頑張っている自分自身に思いやりと慈しみを感じていきます．

○右手はそのままで，左手を右手の上に乗せます．
　両手で自分に思いやりと慈しみを感じていきます．

　一度，手を膝の上に戻します．そして呼吸を意識します．

○次に自分自身を抱きしめます．
　誰かを抱きしめたり，ハグしたことはあるかもしれません．
　今は，自分自身を抱きしめます．
　両手を交差して，自分の腕，肩を優しく抱きしめます．

　手を膝の上に戻します．そして呼吸を意識します．

〈鐘の音〉

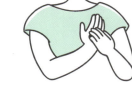

3 マインドフルネスと緩和ケア

　ここまで，自分自身のケア，セルフケアを中心に進めてきました．ここでは私が取り組んできた緩和ケアや，その重要な要素であるスピリチュアルケアと，マインドフルネスの関係を紹介いたします．

私が緩和ケアを目指した理由

　私は医学生時代から，何科に進むべきか迷いながらも，「心と体の両方を支えることができる医師になりたい」という思いだけは強く胸に抱いていました．

　そう思うきっかけとなったのは，小学生の頃から続けていた剣道です．剣道を通して，肉体的な瞬発力や腕力だけでなく，自分の心の有りようが自身の体に影響することを，身をもって体験してきたからです．そして，「心が体に作用する」というのは，患者さんも同じではないかと考えました．患者さんと向き合ったとき，心のケアを通して信頼関係を構築することで，治療の結果が変わるかもしれない，または治療の結果が同じだとしても患者さんの満足度が違うのではないか，たとえ死にいたったとしても患者さんの満足感が違うのではないか，と思ったのです．

　私が医師になった1985年当時は「緩和ケア」という分野がまだなかったのですが，何はともあれ身体の勉強が必要だと思い，外科医の道を選びました．私が担当した多くはがんの患者さんでしたが，自分がメスを入れた患者さんは再発や転移をしても同じ外科医が診る，最期の看取りまでする，というのが当時の外科学教室の方針．終末期のケアに慣れない外科医が最期の看取りをするわけですから，がん患者さんの痛みはなかなか取りきれませんでした．

　同じ頃，英国のホスピスで，心のケアをしてモルヒネなどをうまく使い，患者さんの痛みを緩和している事例があると聞いて，私はさっそく研修のた

め海を渡りました．そこで見た**ホスピスケア，緩和ケアこそ，自分が今までやりたかった心と体のケアだと確信**し，そのときから**一生の仕事**と心得て取り組んできたのです．

1992年に昭和大学病院に緩和ケアチームを創設．2001年より昭和大学横浜市北部病院の緩和ケア病棟の立ち上げに関わり，緩和ケアの臨床をしてきました．2007年からは，緩和ケアで学んだ全人的ケアを，医療系学生や若い医療者に伝える教育に携わっています．

希望を支えることによっても痛みが和らぐ

緩和ケアの重要性を再発見させてくれた患者さんがいます．18歳で乳がんを発症したHさんですが，**再発・転移を繰り返して23歳の時点では肺転移と全身の骨にがんが転移．予後は数ヵ月**という状況でした．

病院の中で挙式したHさん

Hさんは外来通院だったので，入院を勧めたのですが「入院したくない」と強く拒否されました．一番の理由は，婚約者の方との自宅生活を続けたいということでした．そのため，急場で医師が往診し，看護師も訪問する在宅緩和ケアに移行したのですが，骨転移の痛みはなかなか消えません．モルヒネを飲んでいただいて，安静時の痛みは軽快したものの，階段の昇降など体動時には強い痛みがあるようでした．

婚約者の方にも病状や予後の話はすべて伝えていましたが，あるとき婚約者の方から，「ずいぶん延期にしている結婚式をどうしても挙げたい」という相談を持ちかけられました．医療者である私たちは非常に悩みました．新婦が数ヵ月後には亡くなる結婚ってなんだろうか？　籍はどうする？　親族への説明は……．さんざん悩んだ末，二人の一生懸命さに折れて，結局，式をサポートすることにしたのです．急な決定で，式場の手配も難しかったため，**病院の中で式を挙げることになりました．**

結婚式場は，昭和大学病院にある17階建ての病棟の最上階．大きな

会議室にバージンロードを敷いて，牧師さんにも来ていただき，派手ではありませんがとても温かい式を挙げました．この式から1ヵ月ほど，Hさんは非常にお元気で新婚旅行にも行かれたのですが，半年後に肺転移が増悪．残念ながらわずか23歳でこの世を去りました．

　Hさんから教えていただいたこと，それは緩和ケアにおいて，私たち医療者は「薬」の処方にばかり頭が働きがちですが，案外，患者さんは希望や目標を支えられるだけでも痛みが和らぐということです．実は，患者さんが引き出物や招待状の用意など，結婚式の準備をする中で，驚くべき変化がありました．特に薬を変えていないにも関わらず，なんとこれまで苦しんでいた体の痛みが徐々に和らいでいったのです．

　末期の患者さんというと弱々しいイメージがありますが，皆さん，潜在的にすごいエネルギーを持っておられます．それを「引き出す」というとおこがましいですが，限られた時間を一生懸命燃焼される，そのお手伝いができるのは緩和ケアに携わる医療者のやりがいだと思っています．

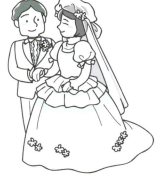

緩和ケアのキーワード，全人的痛みとケア

　緩和ケアのキーワードには全人的な四つの痛みがあります．一つ目は身体的痛み，二つ目は精神的痛み，そして三つ目が社会的痛みです．

　社会的痛みとは何か．たとえば，大企業のプロジェクトの責任者をしている50歳代の会社員男性が進行がんと診断され，それを上司に伝えたとします．果たして彼はどんなあつかいを受けるでしょうか．プロジェクトを外されるかもしれないし，入退院を繰り返したことで解雇されるかもしれません．解雇されれば当然家計も困窮します．夫であり父親でもあるのに，その役割も果たせない．これが社会的な痛みです．

スピリチュアルペインとケア

　全人的な痛みの四つ目は**スピリチュアルペイン**．これはちょっと分かりづらいと思いますが，日本語では「霊的，宗教的，哲学的，実存的」と言われます．どの訳も，一言では言い表せず緩和ケア領域ではスピリチュアルペインとカタカナで使っています．皆さんも考えたことがあるかもしれません．**「なぜ，自分はこの世に生まれ，死んでいくのだろうか．自分の人生の意味，役割は何なのか」**——スピリチュアルペインとはこのような悩みです．

　皆さんも，医療者の道を志したとき，各自が「自分らしく生きるとは何か，社会に貢献したい，誰かの役に立ちたい」と考えたことでしょう．こうした思いもスピリチュアルなニーズであると捉えられます．ただ，健康なときはそれを問い直していないだけです．

　しかし，ひとたび，**がんと診断され，死を意識した人**にとっては，とても大きな問いになります．「自分の人生を振り返って，生きてきた意味はあったのだろうか．寝たきりになってしまって，家族の迷惑になっていないか．早く終わりにした方がいいのではないか」といった苦悩です．

　特に，がん患者さんは最後の1ヵ月で急に衰弱が進みます．食べることができなくなり，話すことも難しくなり，歩くことも覚束なくなります．多くの患者さんの思いは，最期までトイレは自分で歩いて行きたいということ．しかし，その願いもむなしく，ベッドの上でオムツをしたり，尿の管が入ったりします．ベッドの上でなされるままに横たわっている中で，患者さんは呟きます．**「こんな状態では生きている意味を感じられない．早く終わりにしたい．」** これがスピリチュアルペインの一例です．

　全人的痛みとして，以上四つの痛みが，がん患者さんの痛みのモデルとされています．しかし，この**全人的痛みは，がん以外の疾患，たとえば，神経筋疾患，認知症，慢性心不全，COPD，肝硬変，腎不全などの患者さんにもあるもの**．つまり，すべての患者さんにある痛みだという認識が重要です．

　図1は，私がイメージする四つの痛みを表現した絵です．身体的痛みは，検査や画像で表面的に見えやすいかもしれない．一方で，精神的・社会的痛

みは内側に存在し，**スピリチュアルペインは核のように中心に存在します．**
当然，皆さんの中にもありますが，普段は表に出てきません．たとえば，**愛する人が亡くなる，自分自身が死を前にしたときなど，人生の大きな喪失のときに表面化するといわれています．**

先ほど，四つの痛みと言いましたが，四つの痛みは四分割されているわけではなくて，**実はオーバーラップしています**（図2）．

身体的，精神的，社会的痛みが重複し，その中心がスピリチュアルペインと考えることもできます．先ほどの例の50歳代の男性の会社員でがんと診断された患者さんで考えると，仕事がなくなる，収入がなくなる，夫として父親として，一人の人間として，生きている意味を感じられない．とすると，**社会的な痛みであり，精神的な痛みでありスピリチュアルペインでもある**と考えられるのです．ただし，スピリチュアルペインの位置は諸説あります．**身体的，精神的，社会的な痛み全体を包括してスピリチュアルペインという方もおられます．**

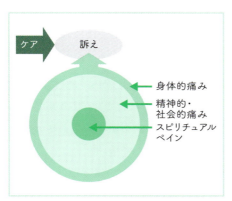

図1　四つの痛みとスピリチュアルペイン①

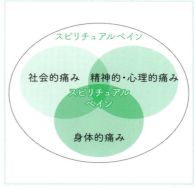

図2　四つの痛みとスピリチュアルペイン②

スピリチュアルケアの基本は「聴くこと」

　医療者は，患者さんと向き合う中で様々なコミュニケーションを行います．その際，患者さんはあなたを「信頼できる」人だと感じたときにだけ，彼らの抱える苦悩＝スピリチュアルペインを語るのです．そして，そのスピリチュアルペインを癒すことが，スピリチュアルケアです．

　スピリチュアルケアは，ある意味で身近なケアであり，誰もが経験する可能性があります．医療者が患者さんに施すのみならず，患者さん同士でもスピリチュアルケアをすることもあるのです．

　ここで，末期がんで入院していた中年女性（Xさん，Yさん）の例をご紹介しましょう．二人は同じ病室でしたが，ある日の夕方Xさんが「私なんて生きてきた意味がなかった．早く人生を終わらせたい」と呟きました．それを聞いたYさんはカーテン越しに「そう，辛いわね．でもこの前，娘さんが面会に来ていたわね」と答えます．するとXさんは「そうそう，あの娘はね……」と娘をどれだけ一生懸命育ててきたか話し始めたのです．Yさんはそれに相槌を打つだけでしたが，30分ほど話した後でXさんがこう言いました．「私，あの娘がいたから，生きてきた意味があったのかもしれない」．これがスピリチュアルケアのきっかけになったのです．

　さて，Yさんは一体何をしたのでしょうか．評価をせずに傾聴したのです．Xさんのライフレビューという人生の宝物を静かに聞いてあげました．患者さんは，外科部長や病棟師長といった肩書きではなく，「この人だったら聞いてくれる」と直感的に感じた人を選んで話し始めます．聞く側は患者さんの苦悩と向き合い，ただ傾聴することが肝要なのです．

　ライフレビューはお年寄りの昔話にもよく出てきます．私が担当した80歳代の男性は入院してすぐ，「自分は一度死んでいる」と言いました．理由を聞くと，男性は若い頃神風特攻隊として出兵しており，自分も仲間と一緒に死ぬつもりだったが，終戦になり生き延びてしまった．それが悔しいというのです．緩和ケアでは年配の患者さんが多いですが，彼らの「昔話」はライフレビューであることが珍しくありません．ですからじっくり耳を傾けて

いただきたいと思います．

 スピリチュアルペインへの対応 〜反復と沈黙〜

　医療者は患者さんの質問には絶対に答えなければいけないと信じています．しかし，正解のない問いもあります．スピリチュアルペインの場合は患者さんの中に正解があるからです．たとえば「早く終わりにしたい」と患者さんに言われたとき，安易に励ましても患者さんの心は癒されません．そんなときは，傾聴し（反復する），沈黙する（待つ）という対処法があります．反復はオウム返しというと軽く感じるかもしれませんが，患者さんの言葉を宝石のように丁寧に扱い，繰り返すことです．

　「早く終わりにしたい」という言葉に対し，「早く終わりにしたい，と思ってらっしゃるのですね」と返す．すると，患者さんは自分の言葉を再度聞くことになります．「なぜ私はそう言ったのだろう」と考え始めるのです．その間，医療者は次の言葉が出るのを静かに待ちます．答えは相手の中にしかないのです．

　とはいえ，皆さんはスピリチュアルケアの専門家ではないので，そこまで徹底する必要はありません．会話の途中で，自分自身が感じた言葉を返しても良いと思います．たとえば，患者さんから「生きていても意味がない」と言われたら，反復した後で「私は，○○さんとお会いできたことに意味を感じています」「何か言葉をおかけしたいのですが，思いつきません．でももう少し，そばにいてもいいですか」と素直な気持ちを伝えてもよいのです．

希望を支えること，真実を伝えることの大切さ

　「希望を支える」ことが大切な場合もあります．胃がん末期の32歳の女性は，予後数日と思われる状況で，息を切らしながらこんなことを言われたのです．「先生，約束覚えている？　おいしいフランス料理のレストランに行く約束．私ハイヒールを履いておしゃれしていくの」．しかし彼女の下肢は浮腫でパンパン．それに対し「今はそんな状態ではありません」と言いますか？　私は「もちろん覚えているよ．シャンパンを準備しておくからね」と答

えました．患者さんは，病状を自覚していても夢や希望を語りたいときがあります．その希望を支えることも重要なことです．

　一方で「真実を伝える」ことも大切です．大腸がん末期の40歳代女性は小学生のお子さんが二人いました．彼女から「どのくらい生きられますか」と余命を聞かれたときのことです．季節は春．私はあと余命2〜3ヵ月だろうと思いつつ，そう伝えるのが申し訳なくて「来年の桜は見られないかも」と返事をしました．しかし，それに対して彼女は「自分の体だから余命が短いことはわかっている．限られた時間を精一杯生きたいから，本当のことを教えてください」とおっしゃるのです．そこで「夏を越えるのがやっとでしょう」と真実を伝えました．彼女は最期の日までご家族と一緒に充実した日々を送られました．

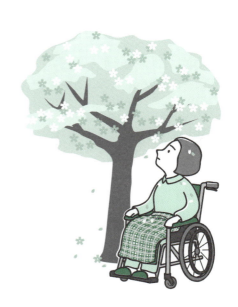

死の臨床におけるマインドフルネスの活用
～GRACE プログラム～

 GRACE の誕生と広がり

　死の臨床に 45 年間関わってきた米国の医療人類学者で僧侶の**ジョアン・ハリファックス老師**は，死に向き合う医療者向けのための燃えつき防止プログラムを開発しました[4]．プログラムは **Being with Dying**（BWD：死にゆく過程と共にあること）と呼ばれ，8日間に渡る集中的なトレーニングです．GRACE は，この BWD のエッセンスを基に，最新の脳科学や認知科学の成果を反映して構築された2泊3日のプログラムです．2014 年からハリファックス老師と**ジョン・ホプキンス大学看護倫理学部のシンダ・ラシュトン教授，ワシントン州立大学医学部のアントニー・バック教授**によって指導されています．日本では，2015 年に創始者の3名を招いて研修会を開催しました．その後，毎年研修会を開催するとともに，昭和大学では毎月，瞑想，抄読会，事例検討などの勉強会を実施しています．2018 年には日本GRACE 研究会が創設され，2020 年より筆者が世話人代表となり，GRACE の普及に尽力しています．

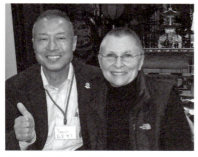

GRACE の生みの親，ジョアン・ハリファックス老師とともに
（2015 年　奈良長弓寺にて）

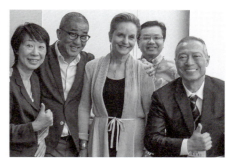

第 23 回日本緩和医療学会にて
左から栗原幸江氏，アントニー先生，シンダ先生，笹良剛士先生，筆者

GRACE の具体的なステップ

　GRACE は，忙しい現場で使えるように 5 つのコンパクトにまとめられたステップの頭文字から作られた名称です．① G：(Gathering attention または Grounding) 身体感覚に注意を集中し，呼吸を調え，地に足をつけ，② R：(Recalling intention) 何をしようとしているのかという意図を思い出し，③ A：(Attuning self then others) まずは自分の思考・感情・身体に波長を合わせてから相手に波長を合わせ，④ C：(Considering what serves best) 何がその場で最も役に立つのかを考え（このとき，not knowing「私は知らない，白紙で関わる」という謙虚な姿勢が重要）⑤ E：(Engage, ending) 相手に関わり，成すべきことを行い，一度，関わった患者さんとの課題を終わりにして次に備えるという 5 つの実践です．

 ## GRACE の臨床での実践

　たとえば，あなたに怒りをぶつける患者（進行がんを伝えられた後かもしれません），早く死にたいと繰り返す患者がいたとします．医療者として，その患者の部屋に行くのは足が重いかもしれません．部屋に入るのを躊躇するでしょう．そのときに，① G：身体感覚に注意を集中します．具体的には呼吸を意識し，床にしっかりと足を降ろしたイメージをします．しっかりと大地，地球に足をつけた状態です．自分自身に不安があると，呼吸が速くなったり，浅くなっているかもしれません．呼吸を調えます．② R：意図を思い出す．これは，たとえば「なぜ看護師になったのか，緩和ケアの道になぜ進んだのか，この患者となぜ向き合っているか」と深い意図を思い起こすことです．③ A：次に，自分の身体や心の変化を見つめ，そして相手の感情の動きを観察し合わせていきます．④ C：今やるべきことを冷静に考えます．この時に，昨日まで怒りを表出していた患者，死にたいと言っていた患者という先入観は手放し，自分の心を白紙にして考えていきます．⑤ E：ベストを尽くしたら，一度それは忘れて，次の仕事に集中していきます．たとえば，「今日はここまで」と自分に唱え，家族との時間，プライベートな時間に戻るのです．

4 私の過去の臨床体験，そして今なら

　皆さんは，日々押し寄せてくる，たくさんの仕事が両肩に重く圧し掛かっているかもしれません．ある仕事に専念しているときに，新たな依頼がくる．そして急な相談がくる．こういった状態は「マルチタスク」と呼ばれています．仕事を実際に減らすことは難しいかもしれませんが，仕事を負担だと感じている心を軽くすることは可能です．私自身の体験をお話ししたいと思います．

私のマルチタスクとマインドフルネスの活用
〜Iさんを思い出して〜

　2001年に昭和大学の付属病院である昭和大学横浜市北部病院が開院しました．同時に25床の緩和ケア病棟もオープンしました．準備は大変でしたが，希望に燃えての開設でした．ただし，緩和ケア病棟は医師5名でスタートする予定でしたが，直前に私一人で始めることとなりました．約2年間一緒に準備をしてきた医師にもお断りをせねばならず，心は乱れたままでの船出でした．

　大学病院なので，採血や点滴も医師の仕事，麻薬の空袋を薬剤部に返しに行くことも医師である私の仕事でした．もちろん，夜間のコールも毎日．疲弊し，感情が鈍磨していく自分を感じていました．

　その頃，痛みの緩和で入院した60歳代の肺がんの男性患者Iさんがいました．しかし，入院後，肺がんが急に進行し呼吸困難となりました．モルヒネやステロイドを使いましたが，呼吸困難は強くなるばかり．眠っていただく「鎮静」が必要になりました．いつも外来に来てお会いしていた奥さんは説明をして納得していただいたものの，遠方から夕方に駆け付けた娘さんが鎮静に強く反対されました．まず，持続的ではなく，時間を限った間欠的な鎮静から開始しました．しかし，鎮静が切れるとIさんは呼吸困難を訴えました．娘さんへの説明は夕方から何度も繰り返しました．お父さんの苦痛を目の当たりにしてやっと理解し

ていただき，持続的な鎮静を開始したのは，深夜の0時を回っていました．その日は，そのまま病棟に泊まりました．

　今，**マインドフルネスを学んで**，そのときを振り返りました．Iさんが呼吸困難となり，鎮静が必要になったことを思い返します．遠方の娘さんがなかなか状況を受け止められませんでした．私の気持ちとして，「今，Iさんがつらいのに，どうしてわかってくれない」という怒りを禁じえませんでした．また，家族とはいえ，これまで全く来なかったのになぜ，ここで急に来て……などと戸惑いもありました．

　しかし，**呼吸で心を落ち着け，今，娘さんの思いに集中してみます**．愛する家族を失う娘さんの立場になれば，**家族そのもののケアも，緩和ケア医として大切な仕事だと気づけます**．そして，夕方に来られたのは，遠くから何としてでも会いに来ようと駆けつけてきたのだと知れば，怒りも治まってきます．マインドフルネスを活用すると，そのときの感じ方，気持ちが変わってきます．

　まさにマインドフルネスです．

　緩和ケア外来中，緩和ケア病棟のある患者さんの呼吸が停止したと連絡が来たとき．これも**マルチタスク**です．ここでも**呼吸を調えます**．息を引き取られた患者さんのご家族が揃っておられれば，死亡確認に行く必要があります．目の前の患者さんには，また戻ることを伝え，病棟に向かえばよかったのです．**亡くなった患者さんの思い出を語りながら看取ります**．そして，外来に戻り，**目の前の患者さんに集中していけばよいのです**．

　その日は，その後，司会をするやっかいな会議がありました．しかし，今，それを悩んでも解決するわけではありません．今は**目の前の診療に集中すればよいのです**．呼吸を意識して，**起こっていない未来の悩みは横に置き，今，ここにい続けることが肝要です**．

　そんなときに，亡くなった患者さんの**退院サマリー記載も溜まってい**

ると，催促の電話がきました．ずっと気になっていたことではあります．一気に記載することは不可能です．まず，今日は一人分を記載しました．サマリーというと無味乾燥ですが，患者さんを振り返る機会です．**思い出が甦り，温かい気持ちになりました．**毎日，このペースで書いていけば 10 日くらいで終わるでしょう．**「今日はここまで」と自分に言い聞かせました．**

不安なこと，気になることをずっと心に溜めておき，反復して思い起こすと，心は落ち込んでいきます．**一歩，前に出ながら，気がかりを横に置く方法がまさにマインドフルネスです．**

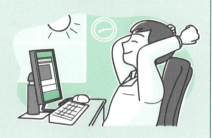

本章の最初に紹介した G さんとの関わりについてですが，マインドフルネスを応用すると以下のように捉え直しができます．

「怒りをぶつける G さん」というのは，私が勝手につけたラベルです．本日の G さんは違うかもしれません．過去の記憶は横に置いて，今，そのままに向き合っていくことが重要です．G さんは怒りの裏にある物語を語り始めるかもしれません．

そして，怒りを投げられながらも，向き合い続けることは辛いことです．**解決できなくとも，逃げないでいるためには，自分自身の心と身体の変化に気づき，呼吸を意識して，しっかりと地面に足を落ち着かせることが肝要です．**G さんと向き合っている自分自身の意図，医療者であること，緩和ケアを選択したことを思い返します．**そんな実践の中で次の場面が変わっていく可能性が大きいのです．**

Gさん(その②)へのスピリチュアルケアの実践

Gさんは乳がんで，骨転移による腰椎の脊髄圧迫により下肢麻痺となり，排尿・排便の感覚もなくなっていました．尿道へのバルーンカテーテルが入り，便はオムツで対処していました．その後のことです．

ある日，私がベッドサイドで診察をして，席を立とうとしたときです．

Gさんは「もう生きていても仕方がない．早く終わりにしたい．」とつぶやきました．

顔は下を向いていましたが，何かを思い詰め，絞り出すように放った言葉でした．スピリチュアルペインといえます．

前述したように，スピリチュアルペインに対するスピリチュアルケアには，反復という対処法があります．オウム返しというと軽い表現ですが，患者さんの言葉を宝石のように大切にそのまま返すのです．そこで，患者さんが自分の言葉をもう一度聴くことになります．そして，自分の内側にある答えを見出そうと考え始めます．

「もう生きていても仕方がない，早く終わりにしたいと思ってらっしゃるのですね．」

「そう……」

(5分くらいの沈黙)

そして，Gさんは，火山の噴火のように思いを一気に吐き出されました．

「誠実に生きていたこと．二人の子供を抱え必死に生きてきたこと．夫は仕事人間で家庭のことは自分がすべてやったこと．夫の父親を自宅で看取ったが夫の感謝が感じられないこと．自分の母親は同じがんで早くに亡くなったこと．

しかし，孫の存在が生きがいであること．」

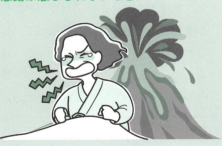

これらは，これまで言葉にならなかったGさんの思いでした．

こちらがドキッとする言葉を投げかけられたとき，心は揺れるかもしれません．

しかし呼吸を意識し，少し間を取り，向き合うことが大切です．自分の中で沸き起こった感情（驚き，困惑）にも目を向けて，それを意識しつつ，マインドフルネスで練習したように横に置いておきます．今ここにいることに集中します．

長い沈黙を待つのに，ストレスを感じたり，不安を感じるかもしれません．

その不安も横に置き，患者さんが次の言葉を発することに集中します．「相手が自分自身の答えを見つけようともがいている」ことを信じ，呼吸を調えながら待つのです．スピリチュアルペインの答えは，患者さんの中にしかありません．その思いを吐露されるのを待つのには，マインドフルネスが有用です．臨床に応用できる可能性を信じつつ，マインドフルネスを日々，実践していきましょう．

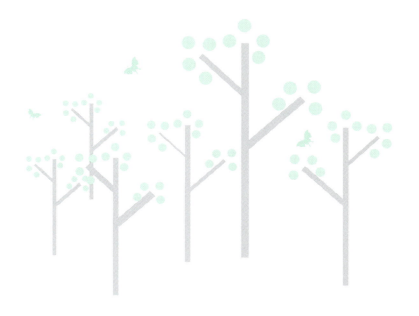

2章 マインドフルネスをはじめてみよう

COLUMN 2
セルフケアのセミナー参加者の感想

「医療者自身の心のケア」セミナーに参加して
〔2018年2月25日（日）に伊勢かぐらばリゾート千の杜で開催したセミナー〕
講師：髙宮有介，土屋静馬
主催：日本死の臨床研究会近畿支部

> 　前日24日は伊勢神宮ツアー．
> 　25日は，髙宮より医療者のセルフケアの重要性とともに，自分のストレスを知り，対処する方法についてワークを行った．そして，マインドフルネスの紹介と体験を実施した．土屋からは，臨床でマインドフルネスをどのように活かすかについて紹介し，いくつかのワークを通して体感した．最後に，今は亡き患者の闘病記，日記，手紙から死を通して生といのちを考える時間をもった．伊勢という場の力もあり，ゆっくりと流れる時間の中で癒しのセミナーとなった．

　マインドフルネスという言葉を聞き知ってはいるものの，しっかりとした理解はなかった．自分が仕事上のストレスを抱えており，日常の生活にまで影響を及ぼしていたため，このままでは仕事を続けていくことが難しいと感じるようになっていた．マインドフルネスの理解・体験に加えて，日常から離れ遠く伊勢の地に赴くこと，気心の知れた友人に会えることも参加を決めた理由だった．
　「"いま，ここ"にいること」は大変難しい作業であった．講義を聞いていても仕事のことを思い出して心が苦しくなった．今していることは講義を聞いていることなのに，そのときの私はまさに昨日の仕事に囚われ明日の仕事の心配をしていた．ストレス因子が目の前にない場面でも，自分自身でストレスを増幅しているのだということをマインドフルネスの考え方を学んだことで自覚した．この自覚が私の心の苦しさを少

し和らげてくれた．

　マインドフルネスは瞑想だけではなく，剣道や茶道，絵画や音楽など目の前のことに集中することでも得ることができると講義を受けた．今までは現実逃避の手段のように考えてきた自分のストレス対処法（小説を読みふけったり，ダンスをしたり）は理にかなった方法だと前向きに捉えることができたのも大きな収穫だった．

（40歳代　女性　医師）

　マインドフルネスという言葉は知っていたが，体験するのは今回のセミナーが初めてであった．

　セミナー開始後，1回目の瞑想．体勢を取り，目を閉じる．何かを考えないでいられるのはほんの数秒で，次々に雑念が浮かび，それについて考え始める．しなければならないこと，先の予定，果ては「ここで何もしないで座っている場合か？」という焦りすら浮かんでくる．マインドが雑念でフルになったまま，時間切れとなった．

　瞑想後の講義とワークを通して，100％社会的存在であった自分が，素に戻っていった．頭と心がほぐれ，存在としての自分に近づいていく．

　2回目の瞑想．1回目同様，雑念が浮かんでくる．はじめはやはり，浮かんできた雑念について考えていた．しだいに，頭の上を流れていく雑念を，そのまま眺めていることができるようになっていった．空を流れていく雲を，寝転んで見上げているような感覚だった．

　セミナー終盤の瞑想．終了して目を開けたとき，頭の中がクリアになっていることを感じた．今なら様々なことができそうな，爽快さであった．

（30歳代　男性　心理士）

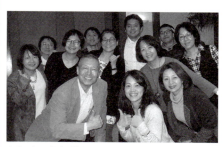

セミナー参加者とともに．

2章 マインドフルネスをはじめてみよう

COLUMN 3
マインドフルネスの先達

● **ジョン・カバットジン (Jon Kabat-Zinn)**

　1944年ニューヨークシティに生まれる．博士学位は分子生物学．マサチューセッツ大学医科大学院の名誉教授であり，同大学 Stress Redaction Clinic および Center for Mindfulness in Medicine, Health Care, and Society の創設者．ティク・ナット・ハンや崇山行願大禅師などの仏教指導者に師事した．マインドフルネス瞑想を医学や臨床心理の分野に導入した先駆者であり，MBSR (Mindfulness-Based Stress Reduction) の開発者でもある．

● **ジョアン・ハリファックス (Joan Halifax)**

　1942年米国のニューハンプシャー州で生まれる．医療人類学者，仏教の師として40年以上にわたり死にゆく人々やその家族のケア，教育に従事している．1990年のウパヤ禅センター設立に始まり，医療者・介護者のための支援プログラム「BWD (Being with Dying)」（死にゆく人と共にあること）の教え，GRACE プログラム（前述）の開発など，マインドフルネスの普及，発展に寄与している．

● **ティク・ナット・ハン (Thic Nhat Hanh)**

　1926年ベトナム中部に生まれる．ベトナム臨済宗竹林派第42世の僧侶であると同時に，平和・人権運動家，学者，詩人として知られる．ベトナム戦争中の平和活動により反逆者とみなされて帰国不能になり，以後50年以上，フランスで亡命生活を送っている．社会活動を継続しつつ，仏教の伝統的な行法をマインドフルネスという一言で代表させ，全世界に広くマインドフルネスの教えと実践を伝えている．ハンと弟子たちは刑務所，教育機関，政治組織，企業などに招かれてリトリート（瞑想合宿）を行っている．なかでも連邦会議，ユネスコ本部，インテ

ルやグーグルなどIT関係の大企業での講演や瞑想指導は大きな話題となった．カバットジンをはじめ，多くの人物がハンの指導を受けている．

COLUMN 4

プラムヴィレッジ

　1982年にティク・ナット・ハンが南フランスに**プラムヴィレッジ僧院・瞑想センター**を設立した．ハンの精神的な指導と弟子や支援者の働きで，西洋で最も大きく活動的な仏教僧院へと成長した．当地には200人を超える僧・尼僧が居住し，**毎年世界各地から訪問者を多数受け入れ，常時リトリートを行っている．**現在，プラムヴィレッジの僧院は，フランス，米国，タイ，香港など世界各地に十数ヵ所存在し，常時リトリートが開催されている．一般向けプログラムが多いが，なかには，教師，家族，ビジネスマン，政治家，科学者，心理療法家，警察官向けなどの分科会があり，職場など実際の現場で行われる出張プログラムもある．筆者は，2018年に香港プラムヴィレッジのリトリートに参加した．**温かい微笑みに包まれた場であり，故郷に戻るような深い呼吸を体得することができた．**瞑想は座る瞑想，歩く瞑想，食べる瞑想，歌う瞑想などを実施している．

　以下に代表的な歌のURLを示す．呼吸，愛，平和に根差した歌詞になっている．

〔Breathing In, Breathing Out〕
　https://www.youtube.com/watch?v=IPSJrUmOXDc（歌詞付き）
　https://www.youtube.com/watch?v=dNBj23_irT0
〔代表的な10曲の紹介〕
　https://www.youtube.com/watch?v=obDspQjDUCo

COLUMN 5

参考図書&推薦図書

[参考図書]

- **Cancer Board Square 4(1)**

  (藤澤大介,藤野正寛,髙宮有介ほか,医学書院,2018年)

  ＊医療現場におけるマインドフルネスの活用に関する特集.

- **ブッダの幸せの瞑想**

  (著:ティク・ナット・ハン,サンガ,2013年)

  ＊ティク・ナット・ハンの代表的な書籍.
  マインドフルネスの実践の基礎を完全収録.

- **すごい瞑想**

  (著:保坂 隆,PHP,2017年)

[推薦図書]

- **自分でできるマインドフルネス(CD付)**

  (著:マーク・ウィリアムズ,創元社,2016年)

  ＊慶応大学精神科医師が監訳.MBCTを基にした8週間の実践書.CDのガイド付き.

- **マインドフルネス瞑想ガイド**

  (著:ジョン・カバットジン,北大路書房,2013年)

  ＊CDでのガイド付き.

- **新たな全人的ケア 医療と教育のパラダイムシフト**

  (編:トム・ハッチンソン,青海社,2016年)

  ＊マインドフルネスおよびコンパッションを取り入れた全人的なケアに関する解説書.

- **マインドフルネス ストレス低減法**

  (著:ジョン・カバットジン,北大路書房,2007年)

  ＊MBSRの概念書.

- ●セルフ・コンパッション　あるがままの自分を受け入れる

  （著：クリスティーン・ネフ，金剛出版，2014 年）

  * セルフ・コンパッション研究およびセラピーが学べる．

- ●死にゆく人と共にあること　マインドフルネスによる終末期ケア

  （著：ジョアン・ハリファックス，春秋社，2015 年）

  * 40 年に渡り寄り添った，看取りの現場から生まれた終末期ケア専門家訓練プログラム BWD（Being with Dying）．死とは何かを見つめつつ，各章にはそれぞれの瞑想法が記載されている．

文献

1) Woollett K. et al.：Acquiring "the Knowledge" of London's layout drives structural brain changes. Curr Biol, 21：2109-2114, 2011.
2) 藤野正寛，上田祥行：マインドワンダリングの低下に関わる集中瞑想と洞察瞑想の神経基盤，精神科治療学 32（5）：645-650, 2017.
3) Hasenkamp W, Wilson-Mendenhall CD, Duncan E, et al：Mind wandering and attention during focused meditation：a fine-grained temporal analysis of fluctuating cognitive states. Neuroimage, 59（1）：750-760, 2012.
4) 井上ウィマラ監訳，ジョアン・ハリファックス：死にゆく人と共にあること〜マインドフルネスによる終末期ケア．春秋社，東京，2015.
5) Jennifer SM, Sean K, Alana D, et al.：Meditation buffers medical student compassion from the deleterious effects of depression. The Journal of Positive Psychology, 13（2）：133-142, 2018.
6) Klimecki OM, Leiberg S, Lamm C, et al：Functional neural plasticity and associated changes in positive affect after compassion training. Cereb Cortex, 23（7）：1552-1561, 2013.

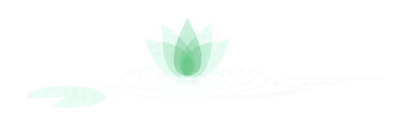

3章

さらに深くマインドフルネス
いのちと向きあう現場のあなたに
〜マインドフルネスからレジリエンスまで〜

3章 さらに深くマインドフルネス

1 マインドフルネスによる"気づき"を大切にする

　この章ではあらためて，"医療者"である私たちになぜセルフケアが必要なのか，その中でマインドフルネスの考えがどのように有用なのかという点について考えてみたいと思います．さらに，そこから少し話を進めて医療者の"レジリエンス"[*1]について，マインドフルネスの視点から考え直してみたいと思います．（この章では普段私たちが気づかない世界を，マインドフルネスによってより深く探索します．少し難しく感じる場合もあるかもしれません．その場合には4章を先に読んでみてください．）

 ### 医療者の日々の課題

　医療の現場における医療者の目的は，患者さんの病気による苦痛と苦悩に対して援助を行うことです．これは，薬物療法や手術といった最先端の医学知識を基に援助を行う場合でも，苦しむ患者さんのそばで，じっと話を聴く場面においても同じです．どのような方法であれ，医療者はこの目的のために医療現場にいるのであり，その援助が患者さんにとって有益なものとなるよう努めています．

　しかし，この明確であり，とても壮大な目的を前に，しばしば私たちは愕然とさせられます．苦しむ患者さんのために私たちはいったいどのような援助ができるのか？　忙しい日々の業務の中で，いったい何から始めればよいのか？　その援助の過程にはどのようなことが必要なのか？　現場では，これらの問いに真摯に向きあおうとすればするほど，その問題の難しさに圧倒されそうになります．

　そもそも，患者さんの苦痛とは何か？　苦悩とは何か？　援助とは何か？　そ

[*1] レジリエンスとは一般に，「ストレスのかかる状況に対応できる力」と訳される．近年，優れた医療者に必須の能力の一つとして注目されている．本章後半で詳述．

の援助はどのように実現されうるのか？ この章ではマインドフルネスの考えを基に臨床におけるこれらの深い問いにまで向きあって，その問題の解決の糸口を探ってみたいと思います．

これまでの章でも述べられていたように，マインドフルネスの基本的な考えは，「"いま・ここ"における自分や自分の周囲の人，状況のあり方に気づくこと」といえます．それは，"いま・ここ"にいる"わたし"がどのような状況の中で，どのように考え，問いを抱き，それらに対してどのような想いや感情を心に浮かべ，どのようにこの世界を眺めているかということに気づくことです．

忙しい毎日の業務の中で，私たちの意識は常に外に向かっているといえるかもしれません．この章では，その意識をマインドフルネスを用いて，そっと自分に，つまり"わたし"自身に向けてみたいと思います．

まずは，このことをより具体的に考えるために事例に基づいて考えてみましょう．

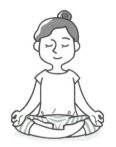

日常生活の中の"わたし"に気づく

私たちは，普段何気なく行っている日常診療において，どのようなことに，意識を向けているのでしょうか？

ここでは，大学病院の外来に勤務するがん化学療法看護認定看護師の例を見てみましょう．医療者の日常の業務における意識の向かう先，そしてその先にある"気づき"の可能性について，マインドフルネスの考えに基づいてしっかりと検討してみたいと思います．

3章 さらに深くマインドフルネス

化学療法室に勤務する14年目の看護師のJさん（その①）へのインタビュー

Jさん：もともと内科病棟（主に，がん患者の治療を専門的に行う病棟）において勤務していた．6年前から現在の外来治療室へと異動となり，抗がん剤治療を受ける患者・家族の援助を行うことを主な業務としている．2年前にがん化学療法看護認定看護師の資格も取得した．

筆者：最近の1日の仕事についてお話いただけますか？

Jさん：そうですね．やっぱり外来では化学療法の患者さんが，1日に40～50人ほど来られるので，本当に忙しいです．薬の投与時間は患者さんによってまちまちですので，それぞれの方の治療の終了時刻もバラバラで，いつもいつも何かに追われているような感覚で，なかなか気持ちにも余裕が持てません．もちろん，患者さん達が安全に治療に臨めるよう，投与される薬の内容に間違いがないか，投与方法に間違いがないか，その人の今日の顔色はどうか，体調はどうか，血圧はいつもと変わりはないか，今日の治療前の外来の採血の結果はどうだったか，あとは治療中に副作用が出たり，状態が変化したりしていないか，常に注意しています．だから一人の患者さんがその日の治療を終えて家に戻っていかれる様子を見るととてもほっとします．でもそんな時間もつかの間で，すぐにその治療ブースには次の患者さんが来られるので治療用の座席が血液などで汚れたりしていないか，他の道具などがきちんときれいに片付けられているかを確認し，しっかりと準備をして次の患者さんに備えます．そうしてあっという間に1日が終わって，毎日が過ぎていく感じです．

でも，些細な一言ですけど，「今日もありがとう」とか，帰り際の患者さんに言われると本当に救われる思いがします．この仕事は自分の看護師としての専門を活かせる仕事でもあるので，私自身はとてもやりがいを感じています．

ここでは長いインタビューのごく一部のみを紹介していますが，それでもマインドフルネスの観点から考えると，専門性を持った看護師としての大切な"気づき"の能力について，とても重要な要素を多く含んでいます。それを一つ一つ紐解いていきたいと思います。

　まず，最初に注目したいのは，Ｊさんがこの日常業務の中で向けている意識の先についてです。

　インタビューの中では，Ｊさんの意識の向かう先としての日常の業務における想いが語られています。会話記録からは，患者さんが安全に，そしてできるだけ快適に治療に臨むことができるように，外来化学療法室に来られる患者さんの状況，治療中の患者さんの様子，そして投与される薬の内容，治療に用いるベッドや点滴台や必要な物品といった外来化学療法室の状況一つ一つを，注意深く観察していることがわかります。

　Ｊさんは，患者さんの症状やバイタルサインの変化など，**治療に際してこれから起こりうるあらゆる変化を予測するために有用な情報収集**に意識を向けています。その情報収集には，そうした医学的なデータに加えて患者さんの顔色や，会話の様子，仕草など，その患者さんがもつ全体の雰囲気も含まれています。"なんとなくその患者さんがもつ，いつもと違う雰囲気！"これらは患者さんからの具体的な訴えがあるわけではなく，また何かの検査などで実際の数値として示されているものでもありません。しかし，**この"いつもとは何かが違う！"，"いつもとは違うその患者さんの雰囲気！"に気づいている，このことこそマインドフルな医療者の大事な特性であるといえるのです**。それではもう少しこのことを詳しく見てみたいと思います。

専門家として患者さんを捉える二つの視点

医学的な視点

　実は，Jさんのこの専門家として「患者さんの状態を捉える能力」には**二つの異なる視点**が含まれます．第一の視点は，バイタルサインや採血検査のデータなど，数値や画像で表される医学的なデータを基本としてその患者さんの状態を捉えようとするものです．**この第一の視点は，医学の各種検査が持つ特性を活かして，いわば患者さんを血液学的に，画像診断学的に，細かく切り分けて得られた情報一つ一つを分析したのちに，再びそれらを統合して，一人の患者さん像を組み立て直し，理解しようとするもの**です．

　たとえば，採血検査では血液中の成分を分析することによって，間接的にその患者さんの腎臓や肝臓の機能，あるいは骨髄における造血能を推測します．また，CT検査では身体のX線の透過度からフィルム上に描く画像の濃淡を決定し，最終的にそれらの情報を再構成し，まるでその患者さんの体内を見透かしているかのような画像を提供します．

　そして，**医療者はそれらの検査で得られた情報を統合し，それらの情報を寄せ集めて"患者さん像"を再構成し，その患者さんを"間接的"に理解しようとします**．

　これはたとえば内視鏡検査であっても同じことです．ファイバースコープから得られた光の情報を集めモニターに映し，あたかも自分がその大腸の内部にいるかのような感覚を得ます．しかしよく考えるととても不思議なことです．実際に見ていないものを間接的な情報を集めて理解しようとしています．つまり，大腸カメラのようにあたかも自分の目で見て直感的にその形や色，内部の構造を見てきたように感じさせる検査であっても，何らかの媒体を通して間接的に患者さんを理解しようとしているに過ぎないのです．さらにいうと，このことはこうした機械的な検査を用いて情報を集める医学的アプローチに限ったことではありません．

　一般に心理社会的アプローチといわれている方法も実は同じことがいえま

す．たとえばその患者さんの家族構成，家族同士の関係性，生育歴（どんな土地で育ったか，どのような教育を受けたか，何歳で就職したか，何歳で結婚したかなど），性格（おおらか，怒りっぽい，細かいことにこだわるなど），趣味，経済状況などの間接的な情報を集め，できるだけ精巧に患者さん像を"再構成"しようとします．

この**"再構成された患者さん像"の強みは，経時的に情報を収集し，他の医療者とその情報を容易に共有できること**です．こうして，精巧に再構成された患者さん像を基に，それに対する対応策をより綿密に練ることができます．

この第一の視点は，私たち医療者が日常的に行っている方法であり，患者さんの問題を特定しその解決を試みる場合に，非常に強力な視点となります．しかし，ここで医療者にとって大切なことはこの第一の視点が，私達が**患者さんを捉える唯一の視点ではない**ということを理解することにあります．そして，このもう一つ別の視点に気づくために，マインドフルネスの考えが助けになるといえます．

それでは，そのもう一つの視点とはどのようなものなのでしょうか？

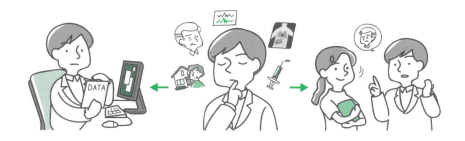

"いま・ここ"への気づきの視点

このインタビューのJさんの語りの中で，最も印象的なのはやはり患者さんの顔色や，会話の様子，仕草など，その患者さんが持つ全体の「雰囲気」を読み取ろうとしている部分です．その「雰囲気」を作り出している背景には，その日の髪型や服装の色合い，いつもより少し緩慢な動き，少し乱れた髪，伏し目がちな視線などが含まれているかもしれません……何かあったのかな？　前回の治療の後は副作用がいつもより強かったのかな？　それとも何か精神的に変化があったのかな？　……など．そうした**患者さんがもつ一つ一つの言葉になる以前の動作や様相が，Jさんが捉えるその日の"患者の「雰囲気」全体"を構成している**といえます．何か一つの情報を取り出すのではなく全体の「雰囲気」を捉える．Jさんはまさに"いま・ここ"において感覚を研ぎ澄まして，その「雰囲気」を受け取っているのです．

二つの視点の使い分け

おそらく経験のある医療者は，そのような患者さんとその周囲の状況・環境への注意深い観察を，医療的援助を行うにあたっての必要な情報として捉えています．そして意識的に（あるいは無意識のうちに！），そういった情報をできるだけ集め，より効率的に，効果的に自分の専門的な医療を実践しようとしているといえるでしょう．しかし，この患者さんがもつ全体の「雰囲気」を読み取る力は，単に経験を積み重ねて得られる能力ではありません．なぜなら，対象である患者さんとその「雰囲気」を作り出している背景を含めた全体に意識を向けるだけでなく，その結果として得られる"気づき"を，「意味のある体験」として捉えることができるかどうかにかかっているからです．つまり，**この"気づき"を「意味のある体験」として捉えることができる能力は，医療の現場に立つものとして，どの専門領域にあっても意識的に身につけるべき非常に重要なスキルである**といえます．

1 マインドフルネスによる"気づき"を大切にする

「雰囲気」は「雰囲気」として捉える

　「雰囲気」を捉えるということに関しては，とても重要な部分なのでもう少し掘り下げて考えてみたいと思います．私たちは人がもつ「雰囲気」をどのように捉えているのでしょうか？

　この問いに答えるために，マインドフルネスによる"いま・ここ"への気づきの視点を基に考えてみたいと思います．**"いま・ここ"への気づきの視点から患者さんがもつ「雰囲気」全体を捉える．しかし，この「雰囲気」といういわゆる見えない形のないものをどのように扱えばよいのでしょうか？** 実は私たち医療者は，この"形のないもの"を扱うことがとても苦手です．

　たとえば医学的視点において患者さんの「痛み」という形のないものを扱おうとする場合，1～10段階などに分かれたレイティングスケールを用います[*2]．

　たしかにそのように形のないものを扱いやすいものに変換して理解しようとすることは，一つの方法であり，特に医療の場面においては他の人々と情報を共有し，また経時的にその痛みを追跡するためには非常に重要です．しかし，「痛み」というものはどこまでいっても「その人の痛み」であるように，その人がもつ「雰囲気」とはその人の「雰囲気」であり，その人の「雰囲気」は「雰囲気」としてそのまま扱わなければなりません．

 雰囲気を受け取り，形作る"わたし"

　先ほど，患者さんの「雰囲気」は決してその患者さんが単独で作り出しているものではなく，周囲の様々な要素を背景として相対的に浮かび上がってくるものであるということを述べました．

[*2] 「痛み」を評価するフェイス・スケール[2)]．いわば，見えない・形のない「痛み」を形のあるものに変換する．しかし，体験である「痛み」は「痛み」として捉えなければならない．

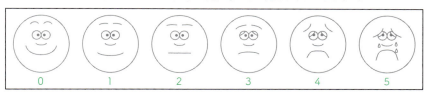

「患者さんの雰囲気」は，周囲にあるその雰囲気の形成に強く関係する人やものごとによって構成されていることになります．

つまり，その患者さんに意識を向けたとき，その場にあるあらゆるものがその患者さんの「雰囲気」を形作るものとして，その「雰囲気」の意味を支えているのです．そして，さらに，その視線を「雰囲気」を形作るものの源流へと視線を移していくと，その最も先にあるのが"わたし"だということに気づきます．"わたし"とは，いままさにその患者さんの「雰囲気」を受け取っている"わたし"であり，その"わたし"もまた，その患者さんの「雰囲気」に影響を受けている存在であるといえます．そう考えると，**"わたし"と"患者さん"とはその「雰囲気」の構成を支えあう存在どうしであり，その意味において地続きであり，つながりのある存在どうしである**といえるのです．

🪷 つながりの中でお互いに存在を支えあっている

このことは，医学的な視点に慣れ親しんでいる医療者にとっては，とても奇妙に聞こえるかもしれません．しかし，ここでは**「雰囲気」という形のないものを捉えるために発想を転換し，異なる視点から，つまり"いま・ここ"への気づきの視点からアプローチする必要があります**．この視点においては，対象とするものがそれぞれ別個に存在すると考えるのではなく，お互いがお互いのつながりの中で存在していると考えます．そこでは，**捉えよう**

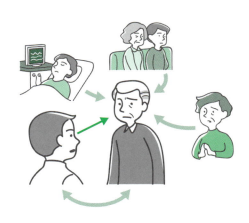

としている対象が周囲の"人"や"もの"とのつながりの中で相対的に形作られ，意味として浮かび上がり存在しているのです．そして，その意味を受け取っているその存在こそが，医療者である"わたし"なのです．その視点の中では，"わたし"自身もまた，その患者さんの存在や周りの人やものとのつながりの中で相対的に形作られ，その意味が浮かび上がってくる形で存在しています．つまり，両者は意味においてお互いに補いあう存在（相補的）であり，地続きであり，お互いの間につながりがあるからこそ関係が生まれ，その結果としてお互いの間に双方向性の意識のやり取りを行うことができるといえるのです．こうしてマインドフルネスの"いま・ここ"の気づきの視点は，人のあり方，人と人との関係性のあり方にも気づきを与えてくれるといえるのです．

 "わたし"の気づきにも意識を向ける

つまり，"いま・ここ"への気づきの視点であるマインドフルネスの視点に立てば，こうして「患者さん」自身，あるいはそのとき・その場で「患者さんがもつ雰囲気」へ意識を向けることは，単に患者さんを注意深く観察しようと意識を向けることにとどまりません．実は患者さんの「雰囲気」を受け取り，さらにそこにつながりをもつ「わたし」自身のあり方にたどり着き，気づくことになるのです．

これは"いま・ここ"における気づきの視点から，そのとき・その場所におけるあらゆる"人"や"もの"とのつながりに心を開くことであり，その関係に気づき，それぞれのあり方に気づくということです．

"人"や"もの"をそれ自身として単独で捉えるのではなく，つながりの中で捉えるというこの視点の変更の作業は，とても難しいことであるように感じます．なぜなら，何度も述べてきたように，医学的視点を中心的に考えている医療者は"人"や"もの"はそれぞれ別個に独立したものとして存在していると考え，関係性の中でお互いに支えあい存在しているものとして考えていないからです．

しかし，マインドフルネスの「"いま・ここ"における"わたし"の気づき」

に意識を向けることが，関係性の中でお互いに支えあい存在する人のあり方に気づき，関係性による援助を行うことのできる可能性をもつ視点への変更の作業への一つの大きな戦略となります．

　少し抽象的な話が続きましたので，再びJさんのインタビューに戻って考えてみたいと思います．

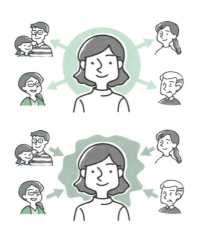

 ### 医療現場における"わたし"への素朴な気づき

　このインタビューの中では，Jさんは自分がその日に担当する患者さんやその家族，さらには外来化学療法室を含めた周囲の状況から，その中で感じられた"医療者であるわたし"について意識を向けて述べています．"いつもいつも何かに追われているような感覚"，"あっという間に1日が終わって，毎日が過ぎていく感じ"，"自分の専門を活かせる仕事でもあるので，私自身はとてもやりがいを感じています"．Jさんは自分の中に湧き起こる考えや感情，想いに自然に意識を向け，素直にそれらを受け止め述べています．

　ここでは，患者さんやその家族，また周りの人々についてと同様に，"わたし"が外来の化学療法室において，どのようなことに意識を向け，どのように働いているかについて，言葉を選びながらも明確に述べています．このように，日常業務における"わたし"が受け取っている感覚や感情，そして

その意味を描きとることができる能力は、臨床で働く医療者にとってはとても大切な能力です。それは、その自らの体験を反省の対象とすることができるからです。

　前項からの"視点の変更"の議論の続きとして考えてみると、これまでに一般的な医療者が慣れ親しんできた医学的視点から眺めた場合、「わたし」や「患者さん」は、お互いがそれぞれ別個の存在としてその場にいあわせたものとして、お互いを切り離して一人一人、一つ一つを検討しようと考えています。この方法は「客観的な視点」からの情報の収集と分析という点からとても重要なものであり、その視点に基づく"振り返り"は、他の医療者とその情報を容易に共有することができ、以前に同じように"振り返り"をした過去の"わたし"と比較検証することができます。

🪷 関係の中から、その人にとっての"意味"を知る

　しかし、ここで視点の変更を行い、"いま・ここ"における"わたし"の素朴な気づきに意識を向けてみます。それは、"いま・ここ"におけるあらゆるものとのつながりに心を開くことであり、その延長線上に「患者さん」があり、また逆の延長線上に、その患者さんを注意深く観察しようとしている"わたし"がいることに気づきます。

　この視点では、「わたし」と「患者さん」とのつながりに気づき、また、"わたし"と他の人々（患者家族、他の患者さん、他の医療者など）との関係性に気づきます。そしてなによりも、このつながりの世界の中で、"わたし"が存在していることに気づくことだといえます。

　つまり、医療者である"わたし"と「患者さん」との関係は、"わたし"が"いま・ここ"のその場で結んでいるあらゆるものとの関係性のなかで相対的に築き上げられているものであり、そうであるからこそ、"いま・ここ"における"わたし"の素朴な気づきに、意識を向け続けてみる必要があるといえます。

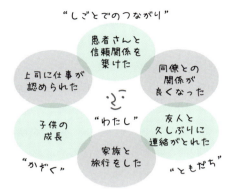

🪷 意識を向ける先には自分の大事にしていることがある

　ここでは，医療の場面における医療の質の改善を目的として述べているため，「患者―医療者（わたし）」の関係を中心に記述をしていますが，**この"いま・ここ"の気づきを中心に据えた視点においては，こうした"人"と"人"との関係の話に限ったものではなく，"わたし"が抱いているあらゆるものとの関係が，同じように相互に影響を与えながら存在しているといえます**．"わたし"が大事に想っているもの，そうでないものというのは，そうして"わたし"が結んでいるあらゆるものとの関係の中で，お互いが無意識のうちに比べられて，"意識にものぼらないような些細なもの"あるいは"とても大事にしているもの"というように相対的に区別されているといえます．

　しかし，そうして"とても大事にしているもの"というものも，実は"意識にものぼらないような些細なもの"の影響を受けて"わたしが大事にしているもの"として成立しているのだといえます．**"いま・ここ"における"わたし"の気づきに意識を向けるということは，その人が大事にしているものや想い，あるいは価値観など，その人がもつ，その人にとっての意味に基づいた世界を明らかにする方法の一つであるといえるのです**．

自分自身が周囲から影響を受けていることへの"気づき"をもつ

　前出のJさんの"わたし"についての語りをもう一度見てみると，たとえば，"一人の患者さんがその日の治療を終えて家に戻っていかれる様子を見るとやはりほっとします"と述べています．それは表面的に見れば，そのときに担当した患者さんが，医療者としての注意深い観察と配慮によって無事に外来での抗がん剤治療を終え，ご自宅へ帰られる姿を見て，安心している．さらにいえば，がん診療の専門看護師としてのやりがいを強く感じている瞬間であると，読み取ることができるかもしれません．それは一つの体験として，そのときの思いや感情をうまく取り出して述べている言葉であるといえます．

　しかしここで語られた思いや価値観は，単なる一つの体験ではなく，Jさんが経験している一連の体験の過程を述べているものであるといえます．この一つの経験は，その瞬間ごとに経験されているあらゆるものとの関係，そのときに担当した患者さんやその家族，周囲の状況，そしてそれに対する"わたし"自身の想いや感情への気づきの集積であり，**その瞬間ごとの体験が，意味のつながりをもってJさんには「体験の全体」として感じられているといえるのです．**

　また"些細な一言ですけど，「今日もありがとう」と言われると本当に救われる思いがします"，という言葉からは，まさに，患者さんとの双方向性の関係の中で，一つの言葉がJさんの「体験全体」の意味を大きく変えているということがわかります．こうして一つの言葉，一つの行為のやりとり，そして一つの体験が，Jさんに新たな仕事の意味を与えていることに気づきます．

　マインドフルネスの考えにおいては，こうした気づきのきっかけを，"いま・ここ"におけるわたしの気づきからはじめてみるということでした．Jさんがインタビューのなかで述べている日常業務のなかにおける自分が仕事の上で大事にしているものへの想いや価値観への素朴な気づきは，結果として，そうした**Jさんが作る"自分が生きる意味"の世界を構成する大事な要素の一端を構成している**といえるのです．

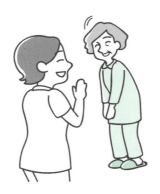

 自分が行う行為一つ一つに意識的になる

　ここまで，Jさんに日常的な業務について語っていただいたインタビューの一部を紹介し，少しずつ分析を進めてきました．この短いインタビューの中にも実に様々な大切な要素が含まれていることがわかります．前半ではJさんの医療者としての二つの視点について紹介しました．特に，二つ目の視点"いま・ここ"にいる患者さんの様子に目を向ける視点は，医療者が援助の専門家として働く上で重要なポイントです．自分が意識を向ける先，自分の行為一つ一つに意識的になるということは，臨床におけるマインドフルネスの重要性の一例といえます．

 **自分自身が影響を受けていることや，
自分への思いに"気づく"**

　ここから，さらにこのインタビューの後半について見ていきたいと思います．この続きのインタビューでは，Jさんは"わたし"が属している状況について，さらに注意深い観察を行っています．

🌿 Jさん（その②）へのインタビュー 🌿

Jさん：ただ，以前病棟で働いていたときと比べると，一人一人の患者さんのブースはカーテンで仕切られているだけなので，じっくりとお話を伺うことができません．たとえば，ある患者さんと何かのやり取りをしていても，他の患者さんたちにもそのやり取りが全部聞こえてしまうので……．仕方ないんですけど，やはりそのときはやりづらさも感じます．あとは看護師2，3人でこのフロア（治療室）全体を回しているので，なかなか私だけゆっくりお話を聞いているというわけにもいかないですね．そういう部分には少しジレンマを感じます．

筆者：病棟で働いていたときと違って，患者さんからのお話がゆっくり聞けないのですね．

Jさん：そうですね．やっぱり，この人何かいつもと様子が違うな，何かつらいことでもあったのかなって気づいたり感じたりすることもあるんですけれども，先ほど話したように色々とゆっくり話を聴ける状況でないことも多いので．それでもやはりそこはどうにかして話を聴きたいとは思ってるんですけれども……．看護師としてはそうやって一人一人の方のお話をしっかり聴けることが大事だと思うので．

筆者：患者さんがいつもと様子が違うな，と気づいたり感じたりしたときに，看護師としてはそうやって一人一人のお話をしっかり聴けるのが大事だということですね．

Jさん：そうですね．なかなかそういう患者さんにその日のうちにアプローチすることは難しいので，できるだけ次回来られたときにお話できるような機会を探したりしています．でも，やっぱり難しいですね．あとは，もしその患者さんが，その後，病棟に入院したりすることがあれば，お話を聴きに行ったり，病棟の同僚に細かく申し送りをするなどして，最終的にサポートすることができないかをいつも考えるようにはしています．

この後半の会話記録においてJさんが述べているのは，自分が属しているその状況に対する深い気づきです．これまでも述べたように，ここでいう自分が属しているその状況とは，必ずしも物理的な環境だけを指しているのではありません．その場で人と人とが作り出す関係性や，それらに"囚われている"自分の状況をも含んでいます．"人"と"人"とが作り出す関係性については，前述の"場の雰囲気"を構成する大事な要素といえます．ある患者さんを対象として意識を向けたときに，その患者さんの「雰囲気」はその患者さんが単独で作り出すものではなく，その周囲の人々や環境が影響しあい，それらが背景となって，その患者さんの「雰囲気」を作り出しているということでした．しかしそれは，同様に「"わたし"自身」がその意識の対象となったときも同じように述べることができます．**つまり，"わたし"が感じている「わたしの雰囲気」は，"わたし"自身が単独で存在しているのではなく，その場にいる周囲の人々や環境から様々な影響を受けて与えられているものであるといえるのです．**

自分が"囚われている"ということに気づく

Jさんにとって，外来化学療法室の物理的な環境は，病棟で勤務していた頃とは異なり，狭い治療室の中で，隣り合う患者さんは薄いカーテン一枚のみで仕切られているため，十分にお話を聴くことができない窮屈な場所として捉えられています．また，この化学療法治療室を数名の看護師で切り盛りしなければならない状況，さらに時間差で次々と来られる患者さんに正確に適切に治療やケアを行うことも，Jさんの行動と思考を制限しています．

まずカーテンで仕切られた環境の中で，ある患者さんと何か特定のやり取りが必要となった場合，その外来化学療法室での環境が，その援助的なコミュニケーションを行うことを困難に感じさせる場面が少なくありません．たとえば，患者さんから抗がん剤治療を続けることの意味について問われたとき，家族や周囲の人々との関係についての悩みを聴こうとするとき，あるいは，生きる意味への問い，悩みなどについて患者さんが語ろうとする「雰囲気」を受け取ったとき，などです．それは聴き手が周囲の状況にどうしても意

識を向けてしまい，話し手が語るその根源となる苦しみや思いに意識を集中して聴くことが難しくなるからだといえます．この場合，普通の感覚で考えると，外来化学療法室の単なるその物理的な環境が，その援助的な関わりを困難にしているということもできます．

しかし，**マインドフルネスの視点から考える周囲の状況に"囚われている"とは，その物理的な状況によって影響を受けている"わたし"の過剰な気づかいや心配が，さらにここでのコミュニケーションのやり取りを困難にしている**，といえるかもしれません．しかし，ここではだからといって，そうした環境や状況に影響されないように，コミュニケーションを取るべきだと述べたいのではなく，その状況に

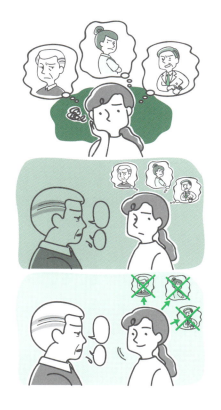

"わたし"が影響を受け"囚われている"という，その"わたし"のあり方に"気づく"ことがとても重要だと考えられます．

様々なものに配慮し，様々な思いを抱いていることに気づく

忙しい外来化学療法室を数名の看護師で切り盛りしているという状況も，同僚同士の配慮を生んでいるとJさんは述べています．医療チームとしてその日に治療室に来られる患者さんが安全に治療を行うことができるように協力し合い，一日の業務を遂行していきます．ただ，ここでも，患者さんからの生きる意味への問いなどに対して援助的に関わろうとする場合，その同僚への過剰な配慮が患者さんの語りを聴こうとする行動の妨げになっていることもうかがえます．先程の場面では，カーテン1枚で仕切られている外来化学療法室の物理的

な構造からくる"わたし"の配慮の結果として，コミュニケーションの困難さを感じているということでした．一方，この場面は同僚同士の関係性からくる気づかいの問題であり，決して物理的な構造が原因で生じた問題ではありません．しかし"わたし"がその環境から深く影響を受けているという意味においては，どちらも同様にJさんの行動と思考を制限しているということです．

　ここで大事なことは，これらの配慮の良し悪しを議論することではありません．大切なのは，安全な治療の遂行だけでなく，常に患者さんに援助的に関わりたいという思いをもち，その結果様々なものへの配慮を行い，様々な想いや感情を抱いている，そのことにJさんがマインドフルネスの観点から，意識を向けることができ，気づくことができるかということであるといえます．

自分が向けている意識にあらためて気づく

　Jさん自身は，それぞれの出来事において生じる感情についてもインタビューの中で表現しています．いつも，投薬や治療中の予期せぬ出来事に備えていなければいけない状況に対する不安，患者さんの苦痛や苦悩のサインを受け取り援助的に関わることができたときの喜び，忙しい状況の中で感じる焦りやジレンマについても述べています．これら一つ一つの場面でそれらの想いや感情をどのように捉えたかについて，とにかく看護師として働き続けることを使命として考え，乗り切っていると述べています．

　ここで興味深いことは，Jさん自身はそうして優れた専門家としてあらゆることに配慮しつつ，日々の仕事を注意深く配慮し，実践しているという感覚があまりないということです．患者さんの顔色や自宅での状況の情報だけでなく，全体の雰囲気からその状況を察しようとしていることも，常に患者さんからの苦痛や苦悩に意識を向け，援助的に関わりたいという想いも，インタビューの中での語りを通してあらためて認識したとのことです．

あらゆることに意識的になることが専門家としての第一歩

こうしてあらためて見てみると，普段，何気なくこなしている日々の業務は，実に様々な形で様々なものに意識を向けつつ成り立っていることがわかります．そうして，様々なものに意識を向け，得られている情報（知覚）に意識的であることが，"いま・ここ"における気づきの視点に基づいたマインドフルネスの医療の専門家としての第一歩だといえます．つまりここでは，優れた援助を行うことができる医療者の条件として，医療の専門家として日々新しい知識や技術を身につけるべきであるだけではなく，普段の日常業務の中で，医療者として何気なく過ごしている一つの瞬間や一つの行為の意味，一人一人の患者さんや家族，あるいは同僚との関係性に気づくこと，そしてさらにいえば，それらの延長線上にある"わたし"のあり方に気づくことであるといえます．そして，このような"いま・ここ"における気づきの視点に基づいたマインドフルネスのシンプルな戦略が，私たちが行う日常業務の意味を大きく変える可能性をもつものではないかと考えられるのです．

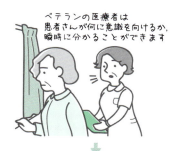
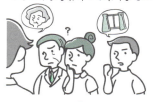
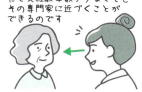

2 臨床現場で使えるマインドフルネスを身につける！

　ここで，私たちの日常の臨床現場におけるマインドフルネスの実践をどのように進めたらよいかについてさらに具体的な手がかりを得るために，少しだけ海外での医療者に対するマインドフルネス教育の取り組みの例を紹介したいと思います．

　医療の中にマインドフルネスを取り入れ実践するという動きは徐々に広がりを見せ，現在では小規模ながらも国内・海外も含め様々な場所で行われています．ここでは，その中でも学生や様々な職種の医療者に向けた教育プログラムを実践しているアメリカのロチェスター大学での取り組みを紹介したいと思います．

ロチェスター大学における マインドフル・プラクティス

　アメリカの北東部にあるロチェスター大学は，1990年代からマインドフルネスを取り入れた医療の実践に取り組んできた大学です．同大学のエプステイン教授は，マインドフルネスを取り入れた医療の実践をマインドフル・プラクティスと呼び，それを実行する医療者（マインドフル・プラクティショナー）を「日々の日常診療を身体的，精神的に（予断をせず）"いま・ここ"において実践できる医療者」[*3] と定義し，その考えを基にした新たな教育プログラムを，医学生だけでなく，様々な職種の医療者に向けて行っています．'予断をせず'とは，あらかじめ何かを判断したり，先入観をもってその臨床の場に臨まないということを意味します．つまり，自分が立つその

[*3] Epstein RM Mindful Practice. JAMA. 1999；282（9）：833-839. 1999年に発表された論文で，医療の実践におけるマインドフルネスの導入の基本的な考えを世界に広めた．カナダ・マギル大学のドブキン教授[1]によれば[2]，英語圏でもマインドフルネスを正式な医学教育プログラムとして実施している大学医学部は8大学のみに留まる．

臨床の場，さらには自分が臨む現場のその一瞬を，常に新しい瞬間の連続として捉え[*4]，常に新しいその瞬間に好奇心をもって臨むことができる医療者という意味です．

現在，ロチェスター大学では，外部の医療者向けのリトリートを年に数回開催しています．この4日間のリトリートでは，マインドフル・プラクティスを実践するためのヒントを体験型のワークを通して学びます．参加者は医師，看護師，ソーシャルワーカー，介護士，音楽療法士，医療系教育機関の教員など職種を問わず30〜40名程度で，終始なごやかにリラックスした雰囲気で進みます．ビギナーコースの参加者は，マインドフルネスについては，興味があって1, 2冊の本を読んではいるが，詳細についてはこれから深く学習したいという人が多く，直接の参加の動機は，自分が働く仕事の現

COLUMN 6

日常を振り返るための「リトリート」

リトリートとは，自分の生活や仕事における日常を振り返るために行われる合宿形式のワークショップのこと．通常，普段の職場から離れた森や山間部にある施設で開かれます．仕事の仲間同士のリトリートであっても，リラックスした服装で参加し，職場での立場などに関係なく交流し，様々なワークなどを通して振り返りの機会をもちます．欧米やオーストラリア，アジア諸国のいわゆる医療先進国でのリトリートは医療者自身のケアの場として非常に重要視されており，開催資金なども施設負担で，大切な仕事の一つとして行われます．近年では，マインドフルネスを利用したリトリートの開催が徐々に拡大しつつあります．そこでは，"気づき"の経験を瞑想だけでなく，人に触れ，自然と触れ合いながら体験します．

[*4] この"自分が臨んでいる臨床のその一瞬を，常に新しい瞬間の連続として捉えること"を「初心」と呼んでいる．英語では「Beginner's Mind」として紹介され，マインドフルネスの実践の一つの大きなヒントとされている．ここでの「初心」は，いわゆる"最初に思い立った考えや志し"という本来の意とは異なる．

3章 さらに深くマインドフルネス

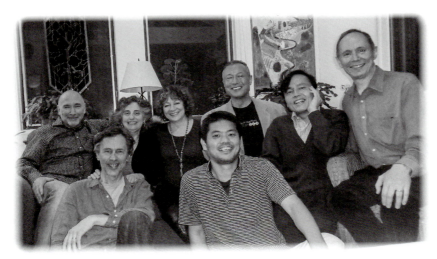

写真① マインドフル・プラクティス・リトリートの講師陣（写真の左端手前がプログラム責任者のエプステイン教授）

場で患者—医療者関係や同僚との対人関係に悩みがあり，どのようにマインドフルネスを医療の現場で実践したらよいかを学ぼうとする人がほとんどです．したがって，このワークショップでは，仕事を行う上で，マインドフルネスをどのように考え，どのように実践すればよいのかということを，一つ一つ丁寧に学んでいきます．

　このワークショップでは，まずはマインドフル・プラクティスを行うために大事な四つの要素を学びます．その四つとは，① 注意深い観察（Attentive Observation），② 好奇心（Critical Curiosity），③ 初心（Beginner's Mind），④ "いま・ここ"にいること（Presence）です．参加者は，まずこの四つの要素について，最初のいくつかのセッションを通して学んでいきます．

　たとえば，① 注意深い観察（Attentive Observation）と② 好奇心（Critical Curiosity）については，"身近にある赤い色を探せ！"というワークを行います．身近にある赤い色のついたものは，消火栓，非常灯，壁にかかっている絵画の中にあるリンゴ，Tシャツの柄，胸ポケットに挿した赤いボールペンなど，探してみると実にたくさんのものがあります．普段はその"赤いも

2 臨床現場で使えるマインドフルネスを身につける！

> **COLUMN 7**
>
> ### リトリートの一例
>
> 「ロチェスター大学 マインドフル・プラクティスワークショップ（MINDFUL PRACTICE：ENHANCING QUALITY OF CARE, QUALITY OF CARING, AND RESILIENCE）」は4日間のリトリートとして行われています．コースにはビギナーコースとアドバンスコースとがあり，ビギナーコースは純粋に参加者としてマインドフルネスに基づいたリトリートを楽しむコースで，アドバンスは自施設でマインドフルネスに基づいたセルフケアプログラムを実施しようとする，教育者や部署責任者等が参加するコースです．筆者らは2015年，2016年のコースに参加しました．
> （参照URL：https://www.urmc.rochester.edu/family-medicine/mindful-practice/presentations-workshops.aspx）

の"は人に強い意味を与えず，意識にのぼらないまま，背景の中に沈んでいます．しかし，この小さな指令を受けることによって，参加者は自分が見ている世界の様相が一気に変わることを体験します．つまり，"わたし"が意識を向けようとする対象によって，その対象と背景との関係が変化し，この世界の見え方（その人にとっての意味）が一気に変化していくのです．

気づきを求めるワーク

一般にマインドフルネスの考えの中核をなすいわゆる ③ 初心（Beginner's Mind）と ④ "いま・ここ"にいること（Presence）については，その理解を少しでも深めるために，リトリートの全期間である4日間の様々なワークを通して学びます．

マインドフルネスの訓練として一般的に行われる座った状態での瞑想はもちろんのこと，歩きながらの瞑想（Walking Meditation），サイレント・ランチ/サイレント・ディナーと呼ばれる昼食や夕食の際には一切話をせず食べる

3章　さらに深くマインドフルネス

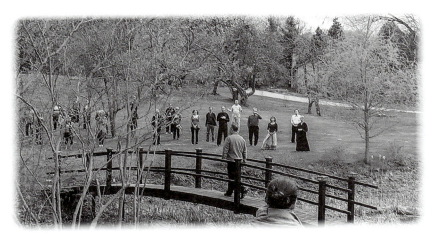

写真②　サイレント・プラクティスの最中，一人一人がゆっくりと橋を渡っていく．残された側の人はその人が橋を渡る様子を黙って眺める．そして渡り終えた人たちは今まさにこちらに渡ってくる人たちをあたたかく迎える．鳥の鳴き声，風が顔にあたる感覚，大地が足を押し戻す感覚を感じながらゆっくりと歩く．

ことに集中するワーク，さらには36時間もの間，参加者や同部屋の人とさえ一切会話をしないで生活を送るサイレント・プラクティス（Silent Practice）などを行います．これらのワークはすべて，その瞬間における気づきを求めるものとなっています．

🪷 サイレント・ランチ/サイレント・ディナー

　たとえば，サイレント・ランチやサイレント・ディナーは，メニューの一つとして出されたサラダを食べようとするとき，そのすべての過程の一瞬一瞬，"いま・ここ"を味わい，その中での"気づき"を意識します．フォークの先端でベビーリーフの葉を刺すときのその感覚，口にその野菜を運ぶときの重さや軽さ，口に入れたときの舌触り，口の中に広がる味わい，その野菜を奥歯で噛んだときの歯ごたえ，噛むことによって柔らかくなった野菜を飲みこむ際の喉ざわり，そして，口の中に残り，また薄れゆくその野菜の香りや舌ざわりなど．普段の生活から考えるととても奇妙な訓練ですが，そうした日常生活において振り返ることのない無意識の行動を意識のもとに行い，

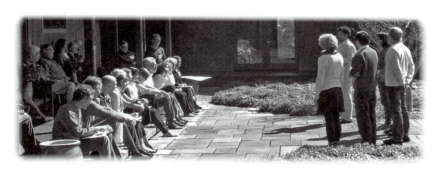

写真③ ともに過ごし，ともに語り，現場を越え，国境を越えて"いま・ここ"の体験を共有していく．そして，あらためて"わたし"という存在は，私にとってさえ，様々な人の意識を通してはじめて浮かび上がってくる存在なのだと気づかされる．

その過程をじっくりと吟味し，そうした一連の動作における気づきに意識を向けます．

「初心（Beginner's Mind）」の考えのもとでは，その一瞬一瞬で受け取る一つ一つの感覚を，常に新しい出会いとして捉え，その感覚から得られる"気づき"を大切にします．そして，「"いま・ここ"にいること（Presence）」については，まさに移ろいゆく時の中にあって，過去の出来事に執着したり，将来への予測，またそこから感じる不安に苛まれたり，ふと生じてくる一つの想いや感情に囚われたりすることによって，どうしてもそこから抜け出せなくなってしまう私たちの思考の癖を一旦止めて，再び，今，まさにここにおいて，"わたし"の心（意識）が存在できるように訓練します．

瞑想における呼吸への意識の持ち方は，とても大切な意識の訓練となります．まさに"いま・ここ"において行っている動作に意識を向けることで，"わたし"が"いま・ここ"において存在するということを意識します．

サイレント・ランチ／サイレント・ディナーにおいては，五感に関して同じような訓練をします．私たちはどうしてもいつもの思考の癖で，そのときに味わった味や匂い，音，手ざわりについて，それらがあたかも一つの固定された味や匂い，音や手ざわりがあるかのように考えてしまいがちです．

バラの香りはいつでもバラの香りとして認識し，カモミールのお茶の味わ

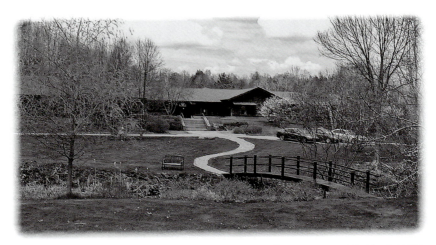

写真④ ロチェスター・禅センターでマインドフル・プラクティス・リトリートは行われる。街の中心部から 60 km 離れた大自然のなかにある。

い・香りは、いつでもカモミールのお茶の味わい・香りとして認識しようとしてしまいます。しかし、バラの香りは一本一本異なる香りを放っているのであり、また風の向きや周りの環境、"わたし"の状況によって香りの性質が変わってきます。カモミールのお茶も口に入ってくる瞬間と、お茶で口の中が満たされてきた状態での味わいは大きく異なってきます。それらは他でもない"わたし"の状況によって、大きくその香り、その味わいの感じられ方が変わっていくのです。

🪷 サイレント・プラクティス

　サイレント・プラクティスにおける静寂の中の気づきの訓練では、様々な音に出会います。食器がテーブルに置かれる音や、誰かが椅子を引く音、木でできたテーブルの手ざわり、窓の外で風に揺れる葉、遠くの山々が織りなすその峰のかたち、刻一刻と形を変え流れゆく雲の様子など、これらのすべて一つ一つを"いま"、まさに"ここ"で感じ、気づきを得る意識の訓練といえます。そして、その結果として、それらの一つ一つが意識にのぼり、あらためて自分にとって意味のあるものとして現われてくるのです。

この新たな意味の世界においては，人や動物，様々なものを含めたこの世界が存在していること，それらはお互いの関係性の中で存在していることに気づかされます．そして，何よりもその中に"わたし"が存在していることを，あらためて認識させられるのです．

ワークで得られる"視点"を現場でどのように活かすか？

　これらの訓練は，一見，医療者である私たちにとって関係のないもののようにみえます．しかし，この章の前半では"医学的な視点"とは異なる，"気づきの視点"で，患者さんの「雰囲気」を捉える能力の話をしました．"患者さん自身"あるいは"患者さんが作り出す雰囲気"というものが周りとの相対的な関係によって作り出されるものであり，決してそれ自身を単独で取り出したり，切り離したりできない性質のものであると述べました．医療の場面において，優れた援助を実践できる可能性を開くために患者さんを注意深く観察しようとして，患者さんに意識を向けるとき，"いま・ここ"におけるあらゆる"人"や"もの"とのつながりに心を開く必要があり，その延長線上にある"わたし"の存在のあり方にも注目する必要があるということでした．

　バラの香りやカモミールのお茶の味わいの移ろいを感じるワークでは，初めはその一つ一つの瞬間の香りや味わいを愉しみます．**しかし，次第にその味わいの受け手である"わたし"の存在に気づき，さらにはその"わたし"の状況もまた刻一刻と移ろいゆくことに気づきます．バラの香りやカモミールのお茶の味わいは"わたし"の状況を変え，また"わたし"の状況は，バラの香りやカモミールのお茶の味わいを変化させるのです．つまり，両者はつながりの中で存在しあっているといえます．**

　これが，"人"と"人"との間の関係であれば，よりイメージがつきやすいのではないでしょうか．"患者さん"の状況によって"わたし"は変化し，"わたし"の状況によって"患者さん"の状況も変化していく．そうして，その時々の意識のやり取りで，その時々の"わたし"が作られていく．

さらにいえば，"わたし"とは，そうしていろいろなものと結んでいる関係のすべての結果として認識されている主体であるといえます．つまりこの場合，この主体（"わたし"）とはしっかりとした形を持ったものではなく，その時・その場においてそのつど，移ろい，変化していくものであるといえます．そして，このとき，"わたし"をつなぎとめているのは，"いま・ここ"における気づきであり，"わたし"とはこの気づきそのものであるといえます．"いま・ここ"における気づきは，"いま・ここ"にある音，香り，味わいなどから得られ，そしてさらに"いま・ここ"におられる患者さんやその家族，あるいは同僚もまた，その気づきを支えます．そしてその結果として，"わたし"というものが存在しているのです．

こうしてあらゆるものと関係の中にあってはじめて"わたし"というものが浮かび上がってくるのであり，このつながりにおいて初めて患者さんとの援助の関係についての場が作られうるというのです．

この，医療者にとってとても難しい視点の変更の作業も，エプスタイン教授らは様々なワークを用いて訓練を積み重ねることによって，医療者でも段々と身につけていくことのできるものであるとしています．そしてリトリートを通して，世界の医療者に広く伝えようとしているのです．

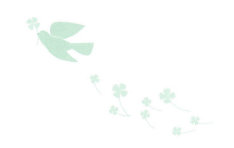

マインドフルネスにおける"語り"のワーク

マインドフル・プラクティス・リトリート

　このリトリートでは，様々な経験を語るワークも大切にされています．自分の臨床の体験を"語る"ことは，臨床における振り返りの方法として，すでに様々な教育の場面において行なわれています．しかし，**特にマインドフル・プラクティスの演習として行われる場合は，自らの体験を捉え直すという作業だけでなく，それらの語りの間に湧き起こる想いや感情に"気づく"ことを目的としています．**なぜなら，このことは日常の臨床において，患者さんとのコミュニケーションを取る上でも，最終的に大切な訓練となるからです．

　リトリートの語りのワークの中で最もシンプルな形式では，参加者の臨床現場における意味のある体験について，ペアとなって，そのパートナーに語ります．たとえば，ここ数ヵ月の中で最も困難であった現場での体験について，決められた時間のなかで交互に語ります．相手が語っている間は，もう一方のパートナーはその語りを妨げず聴き役に徹することがルールとされます．ここまでは国内でも一般的に行われる臨床の体験の振り返りのワークで，臨床の現場で経験した内容を振り返り，その経験を捉え直し，それらをあらためて意味のある体験として今後の臨床の実践に役立てるための重要な振り返り作業の機会となります．

語りの中で湧き起こる思いや感情に意識を向ける

　しかし，**マインドフルネスを基にした語りのワークにおいては，自分が困難だと感じた臨床経験を語っている最中に湧き起こる思いや感情に対する"気づき"を意識します．**

　サイレント・ランチのワークで白い皿の上に乗っているサラダを口に運び，咀嚼し，飲み込む動作の一連の過程に意識を向けたのと同じように，語りの動作の中で"わたし"が行う呼吸，手の汗の度合い，声を出すときに空

気が喉を通り抜けていく感覚，喉が震える感覚，話を聴いてくれている相手の表情，そしてそれに呼応する形で，"わたし"の声のトーンや話し方が変化していく様子を観察します．そして何よりの目的は"わたし"が話す語りの内容が，相手の表情や反応に呼応して，様々に変化していくその様子に"気づく"ことにあります．

「語り」から"わたし"が成立する源泉に"気づく"

　しかし，なぜ語りの内容は表情や反応に応じて変化していくのでしょうか．ここはマインドフルネスの語りのワークを通しての"気づき"においてとても大切な部分ですので，さらに掘り下げて考えてみたいと思います．

　語り手として自分の身体に起きる感覚や，それに反応して湧き起こる身体の動きに意識を傾けながらも，このとき，まず「語る」中で最初に体験することは，自分が経験したはずの出来事をいくら表現を尽くしても語り尽くすことができないということです．自分の臨床の現場における困難な経験は，「一つの経験」として確かにそこにあるように感じられるのですが，両手でどんなに丁寧に水をすくっても指の隙間から水がこぼれ落ちてしまうように，どのような言葉を当てはめてみても，どのように言葉を尽くして表現しようとしてみても，必ずその経験のある部分は表現することができず，常にそこに何かを残してしまっているという感覚に陥ります．それでもさらに，別の様々な表現を使ってその経験を語ろうと努力しますが，十分に言語化できたという感覚は得られないのです．

　そのときに，自分がどのような言葉を選び，どのように表現しようとしているのか，その過程をしっかりと観察してみると，聴き手の表情やしぐさ，反応によって自分の語りが変化していることに気づきます．そして，不思議なことに，ある程度まで語り終えてみると，少なくともある部分については言語化できたという感覚と達成感が感じられるのです．

　しかし，また別の日に別の場所で，同じ経験の同じ内容について語ろうとしてみても，一度は十分に語られたはずの経験であるにもかかわらず，うま

く語り尽くすことができず，また同じ体験の中をぐるぐると廻っているような感覚に陥ります．すっかり語り尽くすことができた！　というあの感覚から離れてしまっていることに気づくのです．確かに経験したはずの体験を語り尽くすことができない．以前に語ったことがあるはずの経験であり，そのときには語り尽くした，確たる体験として自分で認識したはずの経験が，再びこうして語ろうとしてみると語り尽くすことができない．あるいは，たとえもし今回も語り尽くしたという感覚が得られていたとしても，前回とは全く別の形で語られていることに気づきます．

　しかし，**不思議なことに，前回の語りも，今回の語りも，その一つ一つは確かに「語られた物語」として矛盾なく成立しているのです．さらにいえば，その語りの一つ一つの中に様々な形で"わたし"が存在していることに気づきます．**そして，まさにこの部分がこの"わたし"が認識している"わたし"というものが成立している，根源的な部分であるといえるかもしれません．

🪷 "わたし"は不確実な存在だからこそあらゆる可能性を秘めている

　つまり"わたし"とは確たる形として存在しているわけではなく，こうして聴き手の表情や反応に応じて様々に形を変えていく存在であるということになります．経験が確固とした経験として存在しているのではないのと同様に，"わたし"という存在もまた，確固とした形で存在してるわけではないということです．**そう考えると，"わたし"とは，この"いま・ここ"における視点から眺めると，実に不安定で不確実な存在ということができます．**周りの人々の状況，応答，そして「雰囲気」に応じて様相を変化させていきます．これは前半で述べた"医学的な視点"から考える"わたし"，周囲の人々からは独立して存在し，確たる形として存在していると考えている"わたし"とは大きく異なる存在の仕方であるといえます．

　しかし，逆にいうとこの"いま・ここ"における視点から眺める"わたし"は，不安定で不確実な存在であるからこそ，常に様々な形に変化する可能性をもっている存在であるともいえます．そして，もしかしたら，**この常につ**

きまとう"わたし"の不安定さ・不確実さが，人が人に何かを語ろうとするその「語り」の動機であるといえるかもしれません．

　人が「語り」を通して分かってもらいたいと感じるのは，確固たる存在としての"わたし"についてや，"私の経験"についてだけではありません．そうして常に形を変え，揺れ動き，不安定で不確実な存在であるからこそ，それを「一つの物語」として取り出し，その物語において"わたし"を確認したいということであるのかもしれません．

　同じ経験についての語りにおいて，ある程度，十分に語り尽くすことができた！と感じるのは，そうして「語られた物語」の中で，「十分に"わたし"を感じることができた」という段階であるといえるかもしれません．

　しかし，一つ一つの「語られた物語」のストーリーは異なるのであり，つまり，"わたし"とは聴き手の表情や反応，しぐさによって様相を変え，語りを通して，さまざまな形に変化して存在するということです．そうした"いま・ここ"における語りや，絵や音楽や，何か他の言語的な表現を行うことを通して，その存在を認識できるということになります．

　こうした"いま・ここ"における気づきの視点から「語り」の性質を考えること，また，その中で"わたし"がどのように成立しているかを理解することが，医療者として患者さんの援助を目的にその「語り」を聴こうとするときにとても重要になります．なぜなら，患者さんにとっての"わたし"もまた，同じように不安定であり，不確実な形で成立している存在であると考えられるからです．

聴き手にとってのマインドフルネス

　"わたし"が聴き手になったときも，同じように自分の身体を通して起こる様々な気づきに意識的になる必要があります．特にこのときにも，"わたし"の視線の位置，顔の筋肉の動き，背中の筋肉の緊張の度合い，そして，話し手の話の内容に応じた想いや感情，それに呼応する形で変化する視線や筋肉の動き，これらがまた意識されます．

しかし，このとき，**じつはマインドフルネスの状態であろうとして，よい聴き手であろうとすればするほど，"わたし"は目線を置く位置が分からなくなったり，背中により強い緊張を感じたり，また，話し手が話す内容へ向ける意識が散漫になったりします**．逆に，話し手の話にのめり込むようにしてその話を聴く場合，話し手の方がどんな話をしているのか，その話のもとにどんな想いがあるのか，どんな苦悩があるのか，どんな喜びがあるのか，その部分にすっと意識が集中する場合には，そういった身体の動きには違和感を覚えず，むしろ意識にすらのぼってきません．しかし，**特に聴き手としてのマインドフル・プラクティスの練習の始めのうちは，そこから，また，意識が"いま・ここ"ではないどこかに移っていきそうになります**．そのときにまた，意識を一瞬，呼吸や身体の動きに戻し，そしてまた患者さんの話（意識の動き）に聴き手としての意識を集中させるのです．

　このまさに"いま・ここ"における聴き手となっている状態が，おそらく聴き手にとってのマインドフルネスといえるのだと思います．つまり，不思議なことに，これまであれほどまでに"わたし"について考えてきたにも関わらず，実際に**マインドフルネスであるという状態の"いま・ここ"においては，"わたし"というものが存在しない**のです．マインドフルネスにおいて，呼吸を意識したり，身体の感覚に意識を向けたりすることを瞑想などを通して練習しますが，これらの行為はおそらく最初のきっかけ作りに過ぎず，**マインドフルな状態とは，その先にあるもの，つまりまさに"わたし"がその行為そのものであるような状態**であるといえるかもしれません．

　ここで"マインドフルな聴き手"の例として，私がカナダのモントリオールにあるマギル大学に留学をしていた際にご指導いただいた，泌尿器科医で緩和ケア医のバルフォア・マウント教授のお話を紹介したいと思います．
〔このお話の一部は，医学書院発刊の週刊医学界新聞（2017.5.8 発行）に収載〕

マギル大学マウント教授が考える「マインドフルな聴き手」

　1975年，カナダのモントリオールにあるマギル大学・ロイヤル・ビクトリア病院では世界で初めて，大学病院の中に積極的な治療が困難となったがんや慢性疾患に苦しむ患者のケアのための専門病棟が作られ，"緩和ケア病棟"と名づけられました．この世界最初の大学病院内の緩和ケア病棟の創設に尽力したのが，マギル大学のバルフォア・マウント教授です．マウント教授は，それ以前，泌尿器科医としての日々の診療のなかで出会う治療困難な患者に主治医としてできる限りのことをしながらも，その先の具体的な方策が見つからず悩んでいました．

　しかし，その後のマウント教授の人生を大きく変えたのが，エリザベス・キュブラーロス氏の著書「死ぬ瞬間」と，1967年にロンドンに世界初の先進的な終末期・慢性期患者の専門医療施設であるセントクリスファーズ・ホスピスを開設していた，現代ホスピス運動の母・シシリー・ソンダース博士との出会いでした．マウント教授はソンダース博士のもとに研修に行き，ロンドンのホスピス病棟をつぶさに観察し，モントリオール市の協力を得て，マギル大学内に緩和ケア病棟を設立したのです．そして，マウント教授は臨床で出会う患者さんとのやり取りの中で，どのように患者さんの語りを聴くことができれば，医療者として苦悩する患者さんへの援助となるかについて考え，一つのヒントとして，患者さん，そして医療者自身の"いま・ここ"における語りに強く意識を向けることが大事であると気づいたとのことです．

　患者さんの話される"いま・ここ"における語りを聴くことの大切さを気づかせてくれた例の紹介として，よく教授が話されるのが，40歳代の乳がんの女性の方です．

マウント教授のお話
〜40歳代の乳がんの女性の患者さんとの関わり合い〜

　その患者さんは，最初，乳がんの全身転移による疼痛コントロールで病棟に入院してきました．彼女は，マウント教授の担当の方ではなかったのですが，同じ病棟の患者さんとして彼女のことを知っていたので，ある日彼女の話を聴きに病室を訪れたとのことです．彼女は，転移のある背骨からの痛みを緩和するために放射線治療を開始しましたが，その照射の初期段階において，脊椎の圧迫骨折を起こし，下半身の麻痺によりベッド上で寝たきりになっていました．それ以来，彼女が周囲に対しての興味を失い，どのスタッフとも話をしない，とカンファレンスでは報告があがっていました．ある日，マウント教授は彼女の病室に入り，少しお話をしようと彼女のベッドサイドに座ってみました．

　マウント教授は彼女が時々，ハミングで歌を歌っていたのを知っていたので「音楽は好きですか？」と尋ねてみました．すると彼女はちらっと先生の方を見て，「ええ」と小さな声で答えたそうです．そしてさらに「どんな音楽が好きなんですか？」と聞くと，少し間をおいて「そうね，エルビス……とか？」と答えました．マウント教授もたまたまエルビスのことが好きで，過去に行ったエルビスのコンサートのことを話すと，彼女はその話に強い興味を示し，それをきっかけにその後，彼女と1時間半ほど話をしたそうです．

　はじめ二人は最初にきっかけとなったエルビスのことについて，ずっと語っていたそうですが，次第に，音楽の一般的な話，そして，彼女の好きな音楽から彼女がこれまで大切にしていたこと，今の彼女自身のことについて話が移っていったそうです．とにかく，マウント教授は（無意識のうちに）彼女の話すその"語られている話"に集中し，彼女は彼女自身についての話をすることに没頭したそうです．

患者さんの"いま・ここ"における話に意識を向けるということ

　話が終わったあとマウント教授は病室を去り，その後，その経緯を知らない他の病棟スタッフが彼女の部屋を訪れ，彼女の「雰囲気」の変化に気がついたようでした．そして，そのスタッフはマウント教授に「何をどうされたのですか？」と尋ねたそうです．

　自分でも確かによい感触はあったとはいえ，その出来事の直後は何が起きたのかはっきりわからなかったそうです．ですが，あとでしっかりと何が起こったのかを振り返った時に，きっと，彼女はあのとき・あの場においての彼女自身についてを語ることで，ベッドで寝たきりになってからはじめて，過去の彼女から"いま"の彼女に意識を向けたのではないか，そして"いま"の彼女を語ることによって，"いま・ここ"にいる彼女を生きたのではないか，と感じたということです．

　そこでは，圧迫骨折により麻痺となった彼女の"いま・ここ"の状況の受容も含まれるかもしれません．この場合，医療者は彼女の乳がんそのものや，麻痺などの情況など彼女の客観的な状況を変えることはできません．ですが，そうして話を聴くことによって，"いま"の彼女と話をすることができる．そして彼女はおそらく"いま"の自分を語ることによって"いま"の自分自身について深く省察をはじめ，"いま"の自分がもつ生きる意味について，新しい視点で考えはじめることができたのではないかと強く感じたとのことです．おそらく，このときマウント教授は，過去を中心に意識を向けるその患者さんの"いま・ここ"における話に意識を向け，ゆっくり聴くことによって，"いま・ここ"における"わたし"の意味が成立するその過程をサポートできたのでしょう．

　医療の現場におけるマインドフル・プラクティスの実践は，マインドフルネスの考えが，単なるストレスマネジメントや自己研鑽の域を越えるものである可能性を示しうるといえるかもしれません．マウント教授の例からも，マインドフルネスは質の高い医療を行う医療者の教育においても注目される

べきであると考えています．

マインドフルネスの活用は医療の質をも改善する

　ここまで，ロチェスター大学で行なわれているマインドフル・プラクティス・リトリートの内容の検討を通して，どのようにマインドフルネスの考えを医療の現場で活かせるのか，あるいはそれらをどのように訓練していけばよいのかについて検討してきました．

　"いま・ここ"における気づきの視点を鍛えるためには ① 注意深い観察（Attentive Observation），② 好奇心（Critical Curiosity），③ 初心（Beginner's Mind），④ "いま・ここ"にいること（Presence）という四つの大事な項目があり，これらは医療者が行う医療の質を変えうるということでした．

　このことは，マインドフルネスの"いま・ここ"における気づきの視点から，日常生活における周囲の人，環境，そして"わたし"のあり方に気づくことが，単なる医療者個人の自己研鑽にとどまることなく，その人が行う医療の質をも改善する可能性を有しているということを示しています．

　マインドフル・プラクティス・リトリートでの訓練は，マインドフルネスを臨床において実践するための一つの例に過ぎませんが，今後，国内においても，こうした"気づき"の訓練をテーマとしたワークショップや取り組みの場を作る必要があると考えています．

マインドフルネスから
レジリエンスへ

　これまで，私たちが日々行っている日常業務の中で，マインドフルネスの考えをどのように活かしていけばよいのかについて考えてきました．マインドフルネスにおける"気づき"は，単に私たちが属しているこの環境からより多くの情報を得ることができるだけではなく，私たちが日常的に考えている"わたし"の状態やあり方についても，気づきをもたらしてくれるということでした．この章の最後として，毎日が忙しく，精神的負担も多いとされる業務に従事している医療者が，どのようにそうした日々の精神的な課題を乗り越え，質の高い医療を実践できる状態でいられるのかについて，マインドフルネスの視点から考えてみたいと思います．

過酷な医療現場が仕事の意味を見失わせる

　たとえば，病院では医師，看護師，薬剤師，ソーシャルワーカー，放射線技師，ボランティア，あるいは医療事務など，様々な専門職の人たちが医療者としての使命を果たすために働いています．そこではどのような職種であれ，その仕事の内容のかなりの部分においてその役割が明確に定義づけられ，特に最近はその業務においても細かい手順や内容が決められ，ミスなく，抜けがない高い水準の医療を提供し続けることが求められています．この高い水準の医療は，広範な知識や日々刷新される医学の技術的進歩に精通しつつ，その上で各状況に応じて医学的に適切な判断をすることによって支えられています．

　このことは医療のシステム論的な観点からすれば，均一で常に高い質の医療を提供する上で大事な考え方であると考えられます．誤った解釈や判断は，患者さんの病状経過に重大な結果をもたらし，その後の生活に大きな影響を与える可能性があるからです．そのため医療の使命を果たすための仕事は，そうして患者さんの人生そのものに大きな影響を与える可能性のある仕事としての認

識が必要で，その意味において常に最大限の努力が行われる必要があります．

しかし一方では，この高い質の医療を提供し続けるためのシステムにおいて，医療者個人が一体どのようにそのシステムと関わっていけばよいのかについてはほとんど述べられていません．たとえば，病院は個人同士が交流できる懇親会の機会を作ってくれるかもしれません．あるいはメンターやメンティー（先輩と後輩，指導医と研修医，プリセプターとプリセプティなど）のような，個人的な関係をもてる機会を意図的に作り出すことによって，その効率的なシステムの狭間にある個人の思いを拾い上げることができるような場作りは可能かもしれません．しかしそうであっても，これらの個人的な関係はどのように作り上げられるのか，どのような形が助けになるのか，さらには，どのように自分自身の仕事の質を改善しうるのかについて，具体的な記述はないのです．

そのため，依然として現代の医療の現場は，医療者にとって非常に過酷であるといえます．仕事に対して個人的な意味を見い出す余地はあまり残されておらず，さらにいえば，そのような状況に対して弱音を吐くことのできる時間も空間も見つけにくい状況にあるといえます．

レジリエンスとは？

最近，こうした厳しい環境の中で生き抜いていくことのできる能力を身につけることが大切だという文脈で，"レジリエンス"という言葉をよく耳にします．レジリエンス[*5]とは，一般的に「精神的にストレスのかかる状況において，最終的

[*5] レジリエンスには様々な定義があります．主に用いられているのは以下のもの．
- 厳しい状況を耐え抜き，その困難な情態から回復できる能力（The capacity to endure ongoing hardship, as well as the ability to recover from difficult situations" Walker et al.（2006, p251）[3]
- 人がもつ困難な状況を生き抜くダイナミックな力（"A dynamic capability which allows people to thrive on challenges" Howe et al.（2012, p349））[4]
- ストレスな状況に対して健全な方法で対応できる能力．レジリエンスの能力がある者は，その困難を乗り越え，もとに戻るだけでなく成長がみられる．"The capacity to respond to stress in a healthy way such that goals are achieved at minimal psychological and physical cost ; resilient individuals "bounce back" after challenges while also growing stronger" Epstein & Krasner（2013, p301）[5]

にそれに対応しその出来事を乗り越えていくことのできる能力」のことを指します*7.

　元々は物理学や工業の分野で使われていた言葉で，たとえば，ばねやボールは外から強い力が加わったとき，一時的にその形が大きく変形しますが，最終的にそれを跳ね返し元の形に戻ることのできる能力のことを指します．その後，このことが心理学などの分野で広く使われるようになりました．たとえば，個人が何か危機的状況に直面し，強いストレスにさらされているときに，その人の心理的な状況は一時的に大きくひしゃげて形を変えたようになるかもしれません．しかし，最終的にはその状況をはねのけ，元の"健康的な"心理状態に戻ることができる場合，そのように強いストレスにさらされた状況においても最終的にそれを乗り越え，元の状態に戻れることができる能力を"レジリエンス"と呼んでいます．

　この場合，常日頃から自己を鍛錬して強くし，さらに強いだけではないしなやかさを兼ね備えていく，その結果として身につくレジリエンスが，厳しい職場などの環境を生き抜いていく力として注目されているのです．このことは，比喩的に，嵐の中の木々として説明されます．嵐の中の木々は，強い雨風にさらされるそのときは枝葉が揺らぎ，幹は大きく傾くような状況になります．ですが嵐が過ぎ去った後には，幹は垂直に力強く天に向かい，枝葉は再び太陽に向かってまっすぐその葉先を伸ばします．そして，さらにはその苦難を糧にして成長していく，そうした様子は，人間が本来，自然の一員としてもっている能力だと，人間のレジリエンスを説明しています．

強くなければ生き残れない？

　しかし，ここでの問題は，**どんなにその強さ，しなやかさを求めても，ときにその嵐は私たちの能力を越えてやってくること，嵐を乗り越えられず，折れ曲がり倒れてしまう木々もあるということです．**

　現代の医療者を取り巻く環境，状況は非常に過酷です．実際に，病院内を見回してみると，あらゆる医療行為，あるいは患者さんやその家族に対する

援助的な関わりにいたるまで，誰でも漏れがなくその手順が遂行できるように作られたフローチャートやチェックリストがあります．医療者はその手順のフォローに腐心し，その行動の記録に追われ，それらを一つ一つ次々にこなしながら，多忙な日々の業務を行っています．一日をゆっくり振り返る時間を持つことは難しく，日によっては休憩を取ることも，ままなりません．嵐は毎日のようにやってくるのです．しかし，こうした"負担"への対処の多くは各個人に委ねられています．このような病院の環境の中で，どのような考えの基に各個人はその状況に対応していけばよいのでしょうか？

とにかく"頑張る"ことの限界

　もしかしたら，今は同じ職種で経験年数の多い同僚を手本に黙々と'頑張る'ことで，これらの業務を乗り切ろうとしているかもしれません．あるいはただ，上司から理念や精神論としての'献身的で優しい気持ち'を求められながら困惑し，ずっとどのようにその職場を離れるかを考えながらその仕事を続けているかもしれません．こうしたとき，いろいろ頭をめぐることは，この状況が自分の勉強が足りないから起こりうることなのか？十分な臨床的な経験，人生の経験が足りないからなのか？元々自分は精神的に弱い性格だからなのだろうか？人前ではっきりものを言えない性格だからだろうか？仲間に恵まれていないのか？今自分が働いている病院の雰囲気や環境が悪いのではないか？……しかし，その後に自分自身の内面にある，そうしたネガティブな感情にすら打ちのめされ，嫌になり，考えることをやめてしまいたくなるかもしれません．

　ただ，これらの想いや感情は，再びどこからともなく沸々と湧いて出てきて，また私を苦しめます．この思いをどうしたらよいのか，なぜ私はそんなことを考えてしまうのか……．どうしたらもっと強い"わたし"でいられるのか……？この状況に対応できる能力は，単に強さやしなやかさだけを求めても，得られる能力ではないといえます．

3章　さらに深くマインドフルネス

マインドフルネスから考えるレジリエンス

　ここでもう一度，前項で述べたマインドフルネスのいくつかの大事な原則，③ 初心（Beginner's Mind），④ "いま・ここ"にいること（Presence）に戻りたいと思います．なぜなら，とりとめもなく次々と頭のなかに湧いてくるネガティブな想いや感情，ここにこそマインドフルネスは，その状況や"わたし"の意味を捉え直し，越えていく力を発揮させるからです．

　マインドフルネスでは，頭の中の様々な想いや感情は，追い払おうとしたり，打ち消したりしようとするのでなく，そこにあるものとして捉えようとします．そのとき，その一つの想いや感情が何かということを深く追及してみたくなりますが，その思いもいったん脇に置いておくこととします．そうしたひとつの想いに対する感情は追及すればするほど，執着すればするほど大きくなっていく傾向にあるからです．そしてさらにいえば，その一つの想いや感情との関係だけに囚われてしまい，今の"わたし"が他のどのようなものと関係を結び，そこからどのような意味を与えられていて，どのように存在しているのかが見えなくなってしまうからであるともいえます．

　本章の前半でも述べたように，ここでは"わたし"という存在は初めから何か形があって存在しているわけではなく，周りの人やものごととの関係の連続の中で，相対的に感じられているものであると考えます．つまり，普段の生活の中では確かに「私はここにいる！」という感覚を感じることができますが，実際に体験してる"わたし"は，一人一人の人との関係，一つ一つの出来事やそれに対する想いや感情の大小に大きく作用される，不安定で不確実な存在であるといえます．一つの出来事に囚われて，そのことに対する想いや感情との関係だけが大きくなった場合，そこで感じられている"わたし"は，いびつで捉えどころのない状態にあるといえます．しかし，その一つの出来事に対する想いや感情をいったん脇に置くことによって，他の周りの出来事との関係や意味が見えてくるようになり，結果として，相対的にその最初に執着していた出来事の意味が変化し，そのことへの想いや感情も変化していくといえるのです．

たとえば，ある同僚との関係の悪化が"わたし"にとって，とても嫌なもので，まさに"わたし"はその状況に囚われているとします．その同僚が放つ言葉の一言，その同僚が示す態度に心を痛め，その関係を改善することに腐心するかもしれません．しかし，"わたし"がそうであればあるほど，その状況に向ける意識が過剰になり，うまく行動できず，そのことによりますます様々な負の想いや感情が湧き起こってくるかもしれません．（下図Ⓐ）

しかしこのときに，そうした感情は，確かに"わたし"のそばにあるもの，あるいはまさに"わたし"自身の感情であるとして，その存在を肯定も否定もせず，そこにあるものとしていったん脇に置いてみます．すると，その負の想いや感情に囚われていた"わたし"が，実はそのような状況にあっても，他の同僚との関係，担当した患者さんとの関係，自分の家族との関係など，様々なつながりを支えとして成り立っていることがみえてきます．（下図Ⓑ）

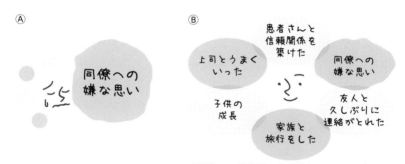

"同僚への嫌な思い"が消えたわけではないが
私がここに存在する意味を再び
感じられるようになる

そして，"わたし"はその負の思いや感情の連鎖から少しずつ解放され，意識が変わり，行動が変化し，そしてその関係も変化していくといえます．そうして，その出来事と対峙していた"わたし"のあり方も変化していく，それがマインドフルネスから考えるレジリエンスのあり方といえます．厳しい状況の中で単に強さやしなやかさを鍛錬するのではなく，ある出来事からの負の思いや感情をいったん脇に置いて，"わたし"の今のあり方に気づく．

その姿勢が意識を変え，行動を変えていくのです．それは，**結果としてひとつの固定された想いや感情に囚われた"わたし"のあり方から，"わたし"の可能性を開放する**といえるかもしれません．

「可能性」が"わたし"にもたらすもの

"わたし"の可能性を開放するといいましたが，そもそも"わたし"とは過去から"いま"へと常に変化し，移ろう存在であり，その意味では昨日の"わたし"とは常に異なる"いま・ここ"の"わたし"へと変化し続けている可能性に開かれた存在であるといえます．マインドフルネスで大事なことは，"わたし"のそのあり方に気づくことです．**一つの困難も，一つの苦しみも，"わたし"がそうして可能性に開かれた存在である以上，その意味を新たに捉え直し，変化させていく力があるということになります．**

しかし，困難や苦しみに囚われている間は，なかなかその状況を自分で捉えることはできません．その困難や苦しみの意味もよく理解できないままで囚われているのです．しかしそこでもし，その一つの出来事に対する思いや感情に気づき，それらをいったん脇に置くことができ，他の周りの出来事との関係や意味が見えて，結果として，相対的にその最初に執着していた出来事の意味を変化させることができたら，その困難や苦しみに囚われている状況も変化してくるといえるでしょう．

しかし，この作業は，一人で行うことがとても難しいものだといえます．なぜなら，これまで見てきたように"わたし"は"わたし"として単独で存在しているのではなく，他の人々やものごととの関係の中で初めて認識できるからです．つまり，誰かとの対話が必要であるといえます．このときに対話する誰かとは，必ずしも"人"に限らなくてもよいかもしれません．壮大な山や自然，大きな樹，育てている動物や植物，仏壇，その人にとって大切な存在のすべてが対話の対象であるといえます．

壮大な富士山の前に立つと，なぜが鳥肌が立って自分が見透かされている気がする……，もしかしたらそのような経験はどのような人にもあるかも

しれません．そのようなときに，そこにそっと座ってみると，なぜかいろいろな言葉が浮かんできて，それがはっきりした形になって対話が進み，一つ一つのものごとがはっきりとした意味をもって見えてきます．おそらく，このとき，"わたし"は"わたし"の可能性を解放し，"わたし"の困難や苦しみに囚われた状況を変化させる可能性を開くのだといえるかもしれません．そしておそらくこのとき，"わたし"という存在すら背景に沈み，ひたすらその壮大な自然との対話に没頭していることに気づくことでしょう．それこそが"マインドフル"な状態であるといえます．

　なによりも大切なことは，"わたし"のそうしたあり方に気づくことです．呼吸や瞑想をはじめとしたマインドフルネスの様々な気づきへの仕掛けは，そのきっかけを作ってくれる大切な機会なのです．

マインドフルに生きるとは

　この章では，マインドフルネスの考えが医療者にもたらす様々な気づき，またそれに伴う変化の可能性について探求してきました．章の途中では，かなり観念的なお話もしましたが，マインドフルネスの一番大切なアイデアは，"いま・ここ"に意識を向け気づくことです．それは，座った瞑想でも，歩く瞑想でも，サイレント・ランチ/サイレント・ディナーでも，患者さんの病室に入る前の一呼吸を置くことにおいても変わりません．しかし，その小さな意識の変化が，医療者の行動を変え，そこに関わる人々の人生の意味を変える可能性をもたらすのだといえます．マインドフルに生きるとは，まさに人生の意味の源泉に立つことといえるのではないでしょうか．

参考文献

1) Wong-Baker FACES Foundation (2018). Wong-Baker FACES® Pain Rating Scale. Retrieved November 6, 2018, with permission from http://www.WongBakerFACES.org.
2) Dobkin and Hutchinson (2013) Teaching mindfulness in medical school : where are we now and where are we going? MEDICAL EDUCATION, 47 : 768-779, 2013
3) Walker, C., Gleaves, A., & Grey, J. (2006). Can students within higher education learn to be resilient and, educationally speaking, does it matter? Educational Studies, 32(3), 251-264.
4) Howe, A., Smajdor, A., & Stöckl, A. (2012). Towards an understanding of resilience and its relevance to medical training. Medical Education, 46(4), 349-356. https://doi.org/10.1111/j.1365-2923.2011.04188
5) Krasner MS, Epstein RM, Beckman H, et al. : Association of an educational program in mindful communication with burnout, empathy, and attitudes among primary care physicians. JAMA : The Journal of the American Medical Association, 302(12) : 1284-1293, 2009.

4章

医療者にとってのセルフケアとマインドフルネス
〜これまでとこれから〜

Talking Session
医療者にとってのセルフケアとマインドフルネス
〜これまでとこれから〜

本書の執筆者である髙宮先生と土屋先生に，セルフケア・マインドフルネスに出会ったきっかけや学生への教育，様々なプログラム，今後の展望などについて語っていただきました．

〜2018年9月某日〜

── （インタビュアー）まず，あらためて，お二人に自己紹介をしていただきます．よろしくお願いします．

髙宮　昭和大学で，医学教育を担当しています髙宮です．元々は外科医でしたが，そこでがん患者さんの痛みに難渋し，その後身体と心の痛みを和らげるための緩和ケアに出会い，30年ほどやってきました．2007年からは医学教育推進室に所属し，医学教育とともに緩和ケアで学んだ心のケア，コミュニケーション，態度教育といった教育を，医学生だけではなく，昭和大学の，歯学部，薬学部，保健医療学部の4学部の学生たちに伝える仕事をしています．これらセルフケアに関わる講義は2015年からはじめたところです．よろしくお願いします．

── ありがとうございます．では，土屋先生，お願いします．

土屋　昭和大学医学教育学の土屋静馬です．私は昭和大学横浜市北部病院の内科で，腫瘍内科医としてがん患者さんの抗がん剤治療やケアに携わっておりました．その後，2017年9月に昭和大学医学教育学講座に異動となり，現在は医学部全体のカリキュラム改変や，医学生や研修医の医療者としてのアイデンティティ形成教育，態度教育について主に担当しております．よろしくお願いします．

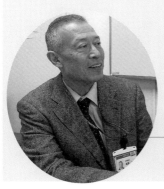

髙宮有介 —— *Takamiya Yusuke*

昭和大学医学部　医学教育学講座教授
1章と2章を執筆．

土屋静馬 —— *Tuchiya Shizuma*

昭和大学医学部　医学教育学講座准教授
3章を執筆.

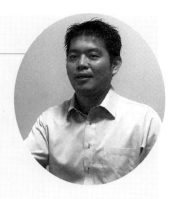

—— ありがとうございます．それでは，お二人がマインドフルネスまたはセルフケアについて，ご興味をもたれて実践されていくようになったいきさつについてお話しいただけるでしょうか．

〈マインドフルネス，セルフケアとの出会い〉

土屋　私の最初のきっかけは，2008年にカナダのモントリオールで開かれていた国際緩和ケア学会に参加したことでした．この会は2年に1回開かれる，北米では最も歴史のある緩和ケアの学会といわれています．当初の参加の動機は，元々モントリオールのマギル大学が大学病院の中における緩和ケア病棟発祥の地の一つだといわれていて，その地元で開催されている学会でどんな議論がされているのかを，自分の目で見てみたいという思いからでした．

　緩和ケアは，生命を脅かす病気により苦悩を抱える患者さんに医療的な援助とケアを行うことが使命ですが，特に海外ではずっと以前から，よいケアのためには医療者自身も心身ともに余力をもって臨床の場に立つ必要があると考えられていて，かなり古くから医療者自身のセルフケアが必要だという議論がされていました．2008年の学会に参加して，あらためて世界の各施設の様々な取り組みに対し，参加者が真剣に討議する場を目の当たりにし，その大切さに気づかされました．日本の状況，自分自身の状況を振り返り，未だに忙しいのが美徳という意識が強くありましたので．

　それでも，どのようにセルフケアをするかという話までは，その当時もあまり具体的にされていませんでした．ですが，臨床での困難な

事例を共有し合うというセッションで，最初に5分間の瞑想をしてからワークをはじめ，最後にまた5分間瞑想をして終わる，というものがありました．当時はマインドフルネスのことも知らず，まさか医学の学会でそんな"宗教がかった"行為から始まるセッションをするなど聞いたことがなかったので，とても驚きました．そのセッションこそが，その後マギル大学に2年間留学した際にお世話になった，ハッチンソン教授とドブキン教授がリードするセッションだったのです．お二人は全人的ケア（Whole Person Care）はどのように実践されるべきか，そのために医療者はどうあるべきかということを丁寧に話されていました．瞑想も含めたセルフケアはその一つだったのです．

—— 初めてセルフケアと瞑想が結びついているところに出会ったということでしょうか．その後は，いかがでしたか？

はい，その学会は2年おきに開催されていて，次に参加したのが4年後の2012年でしたが，その学会の中ではすでにマインドフルネスという具体的な言葉が出ていました．また，マインドフルネスは，単なるセルフケアだけではなくて医療の質を変えるためのものだということ，「医療者の質が変わると医療の質が変わる」ということを具体的に示した，丸1日のワークショップができていました．

—— 4年間で，医療においてマインドフルネスが活用できると認識されるようになってきたということでしょうか．

土屋 そうですね．そしてさらにその翌年の2013年には，前回の丸1日のワークショップが成長し，第1回 Whole Person Care 国際学会（International Congress on Whole Person Care）という4日間の会として開かれるということでした．

そのときに，ちょうど2015年に髙宮先生が第20回日本緩和医療学会の大会長をされるにあたって，外国からのゲストスピーカーを探しているという話をされていたんです．そこで Whole Person Care 国際学会を紹介し，初めて2人で一緒にモントリオールに行くことに

なりました.

—— そうだったんですね.

土屋 その学会でも様々な学びと出会いがあったのですが,特に印象的な2人の先生がいました.1人目は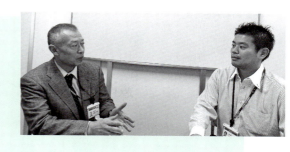オーストラリアのメルボルンのモナシュ大学のクレイグ・ハセット先生です.ハセット先生は医学生の Well-being という,"心身の健康"を改善するためのプログラムを,医学部の1年生に必修科目として実践していました.そこにはマインドフルネスを用いたセルフケアも含まれていて,たとえば,瞑想に抵抗を感じる学生にどのようにマインドフルネスを伝えるかなど,豊富な知識と経験をもっている先生でした.2人目の先生はコロンビア大学のリタ・シャーロン先生です.シャーロン先生は世界的にも非常に有名な先生で,患者さんの語りを医療者はどのように聴き,どうケアに関わるかについて Narrative Medicine という分野を提唱され,世界にその理論と具体的な方法について発信されている方です.そのお二人にお会いして,大会の後に熱烈なラブコールというかメールを送って,最終的に2人とも日本緩和医療学会に来ていただけることになりました.

というのが,2人で一緒にマインドフルネスを,本当に具体的にどうやって医療の現場に活かしていくかを考えはじめたきっかけになります.

—— ありがとうございます.

髙宮 土屋先生と一緒に活動をはじめたのは 2013年10月の Whole Person Care 国際学会だったので,セルフケア,マインドフルネスはそこが自分の中での起源だと思っています.ですが,振り返ってみると実はもっとその前から種がありました.

2005年にカナダのエドモントンに緩和ケアの研修に行きました.そのときにカウンセラーの方が,医療者自身の心のケアについて講義

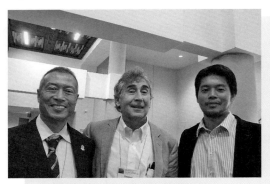

第1回 Whole Person Care 国際学会
マギル大学のハッチンソン教授とともに

してくれました．そのときの言葉が，「井戸の水は汲み続けると枯れます．あなた自身の井戸の水も満たす時間と余裕が必要です」で，セルフケアの重要性を言われていたのです．

ただ，そのときはエドモントンにある，急性期や一般病院の緩和ケア，緩和ケア病棟，地域の緩和ケアを統括するシステムや，オピオイドや薬の使い方を学ぶことに集中していました．セルフケアは大事と思ったけれど，置いたままになっていたのです．

また，2012年，Whole Person Care 国際学会がある前の年に，現在京都大学にいらっしゃる恒藤先生が，シシリー・ソンダースという緩和ケアで有名な先生の弟子のマイケル・カーニー夫妻を日本に招いて，「医療者自身のケア」というテーマで2日間の講演会を開催したのです．

講義の前後に瞑想しながら，それはまさに自分を見つめる医療者の心のケアの大切さを伝える内容でした．僕は比較的スッと入れたのですが，参加者の中には「瞑想とかちょっと怪しい感じがする」といったイメージの人もいた．あと面白かったのは，写真がたくさん置いてあって，気に入ったものを選んで，それに自分の物語を付けて話すという narrative なこともやりました．

ただ，それは大事だねというぐらいで，そこもまた自分の中で置いてあったのですが，その翌年（2013年）に飛騨の千光寺で大下大圓氏が主催する瞑想合宿に参加したのです．歩く瞑想，座る瞑想，森林での瞑想，足を意識する瞑想，亡くなった大切な人に手紙を書くとか，いろいろなワークがありました．今考えても，そういう蓄積があったからこそ，Whole Person Care 国際学会でモントリオールに行ってマ

インドフルネスに出会ったときに，患者さんのケアも大事だけれど，医療者自身のケアをすることも大切ではないか，これは自分のライフワークとして日本に戻ってから勧めていきたいと確信をした．

（国際大会には）非常に著名でインパクトのある人たちが来られていて，こちらもとても刺激される機会になりました．セルフケアをさらに学ぶために海外で研修を受けたいとハセット先生に連絡したら，「こんなリトリート研修があるよ」と教えてくれました．そうして，リトリートの内容はよく分からないけれども，まずは行ってみようということになりました．Whole Person Care 国際学会の翌年の 2014 年のことでした．

日本財団がちょうどその活動に対して助成をしてくれたので，2人の海外の渡航費もサポートしていただき幸運でした．その頃土屋先生がカナダに留学しましたが，それからオーストラリア，アメリカのロチェスター大学というように，2人で研修を重ねていきました．

―― お二人が一緒になって，そういう海外のリトリートプログラムや研修などに参加をはじめられた経緯がわかってきました．

土屋 少し補足すると，具体的にリトリートに参加したのは，先ほどお話ししたハセット先生がオーストラリアのメルボルンで一般の人向けに行っている，3泊4日のワークショップでした．モナシュ大学の教員として医学生向けにやっている授業も，このリトリートを短縮したような形だということで，それならそれを見にいこうということになりました．

〈リトリート研修の体験〉

土屋 実際のリトリートはメ

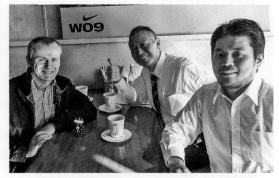

豪州モナシュ大学の Dr. クレイグ・ハセットとともに

ルボルンの市外から 100 キロぐらい離れた，コアラとかがいるような山の中のリトリートセンターで行われました．施設の中には瞑想ができるサンクチュアリがありました．

髙宮 その場所へは車で行ったのですけれど，カンガルーが敷地内に跳んできて人の側にいるような所で，そういう自然の中にリトリートセンターがありました．食事も施設内で栽培している果物や野菜などを料理して食べるというヘルシーな場所だったのです．だからリトリート，まさに人里離れた場所．

── そこにお二人とも参加されて，そこでリトリートプログラムがどういうものかを具体的に知ったということですね．

髙宮 ハセット先生は，マインドフルネスにあまり関心のない医学生や医療者に対しても，その重要性を伝えていました．みんなが引き込まれるように，この本の中でも紹介したサメの写真とか，イヌの絵を使って双方向的に講義をしていました．さらに，脳科学的にマインドフルネスの効果が証明されていることをしっかりみんな伝えることで，みんなが信頼して入ってこられるように工夫されているのがよく分かりました．

── なるほど．

土屋 人に教えるコンテンツとか，そういうものに関しての原型はハセット

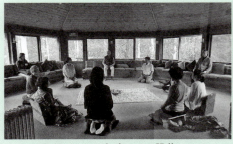
セルフケア，ストレスマネジメントの講義とワーク

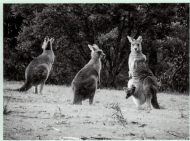
施設内には野生のカンガルーもいる

豪州リトリートツアー（2016 年には日本人向けのツアーも実施しました）
2016 年 2 月 17 日（水）〜 24 日（水）8 日間メルボルン，Gawler Foundation 研修センター

先生から教えていただきました．

―― では結構そこで影響を受けたと思われますか．

土屋　そうですね．リトリートに参加しながら，同時に昭和大学の教育の現場を想定していました．学生にとっては"瞑想"とか"マインドフルネス"とか，一つの言葉にしてしまうと，それだけでハードルが高くなると思うんです．ただ，言っている中身に関しては，そんなに新しいことでもないと思います．でも，実際に人に説明しようとするとやっぱり難しかったりして（笑）．

　だから，興味がない人やセルフケアが必要だと気づかない人たちにどう伝えていったらいいかが，当初からの大きな課題でした．ハセット先生はそれらを具体的にやっていらっしゃる先生だったので，そこをどのようにアプローチしていくかを順序だてて教えていただいたことは，とても大きな収穫でした．

〈学生に講義をする中で〉

―― 実際，昭和大学の中にいらっしゃって，セルフケアなどにあまり意識が向けられていないと感じる学生は結構いらっしゃいますか．

髙宮　ストレスがあるとはみんな感じていて，それにどうやったらうまく対応できるかには関心があります．しかしセルフケアという言葉で自分にケアを向けることは，あまりないかもしれません．

　2014年に，ハセット先生からある程度コンテンツをもらって，翌年2015年には講義を開始しました．1年生は4学部で600人いますが，4学部混合の150人に90分を4回やるという講義を作りました．はじめての講義でしたので事前にボランティアの学生に模擬講義をし

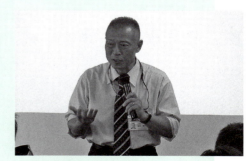

学生に講義する髙宮先生

  て，いろいろ意見をもらって修正しながら準備しました．

── はじめられる前と後で，学部生の感触，様子といいますか，変化を感じられることはありましたか．

髙宮 そうですね……継続しなければと思っています．ただ，メッセージを受けてそれを継続している人や，元々やっている人もいます．「これまでヨガをやっていましたけど，これってマインドフルネスですか」と聞いてきて，「それはマインドフルネスだよ」ということもありました．彼らがいろいろな困難にぶち当たったときにマインドフルネスという言葉を思い出して，またそれを学んだり，自分で実践してくれたらいいなと．

  本当にうつになったときは，精神科にかかるとかカウンセリングに行く必要があると思います．でもその前の段階で，セルフケアのヒントがあれば変わるかもしれない．そういう意味で，その種を植えるということが大切だと考えています．瞑想の体験を講義で毎回やっている中で，寮ではみんなワイワイいるんだけれど，一人になって自分自身の呼吸に集中することで「本当にすっきりした」とか，結構ポジティブな感想がありました．

  きっと，医療系の学生はみんなくるくる頭が回って，いろいろなことを考えたりしているのだと思います．だから，瞑想によって頭の回転を一回止めることを，5分間であっても経験したと，今後何かの機会に思い出してくれればいいなと思っています．

  ただ，瞑想の呼吸だけではなくて，「たとえば部活だったら剣道部とかサッカー部とかラグビー部とか，その一瞬に集中しているときはそこはマインドフルネスなのです．皆さんも実はいろいろとマインドフルネスをやっているよ」というメッセージも伝えています．「そのときは勉強のこと，試験のことは忘れているよね」とか．「でもそれを意図的に自分でできるようにする練習は瞑想だし，さらに体得できるといいよね」という，そういう勧め方をしています．

── 実践的なことを，日常の中ですでに皆さんはされているのですね．

〈学生に講義をする中で〉

髙宮　やっているけれども，「その瞬間を意図的に作れる，簡単にできるのは呼吸だよ」という，そういう伝え方をしています．

——　先生の講義を受けることによって，あらためてそこに気づかされるという体験があったかもしれないですよね．

髙宮　現在は1年生でやっていますが，2年生，3年生で話す機会があるときには，マインドフルネスを少しずつ講義の中に入れるようにしています．

——　土屋先生は，学生さんとマインドフルネスについてお話しされる中で何か感じることはありますか．

土屋　今回マインドフルネスということをテーマに，1章から3章まで2人で担当して，具体的にどう考えるかを書かせていただいたのですけれども．一つスタンスとして押さえておかないといけないのは，どれが本当のマインドフルネスかとか，どういう瞑想をすべきかとか，そういうことを伝えたいわけではないということです．伝えたいのはあくまでも，たとえば学生や医療者が何か苦しいと感じたとき，"いま・ここ"への気づきによって，その苦しみの様相が変わるかもしれないこと．そしてそれが，その苦しみへの基本的な対処の方法の一つになりうるかもしれないということです．さらにその先にいくと，そうした医療者であれば，より質の高いケアを提供できる医療者になれるかもしれない．

　ですので私にとってのマインドフルネスは，1人の臨床家として「よりよい医療を提供するためにどうしたらいいか？」という問いの答を模索する方法の選択肢の中の一つだと考えています．だからこそ，マインドフルネスの専門家でもないわれわれが，このことをこの本の中で扱うことができると思うのです．

　マインドフルネスはすごく研究も進んでいて，専門家の方もたくさんいらっしゃいます．ですがマインドフルネスの考え方や対処を知っていれば，より具体的な学生が抱えている問題，医療者の方々が現場で抱えている問題に対処し，より自信をもって現場に臨めるようにな

るかもしれません．その結果として，マインドフルネスが，よりよい医療を提供できる方法の一つになるのではないかと考えています．

　学生の様子が変わったかどうかは，正直に言うと，まだよく分かりません．ただ，きっとそれはこの先，たとえば学生が医療者になって困難に直面したときに，そういうことを学んだことがあったなとか，誰にどんなふうに相談したらいいかなとか，そのときの問題解決の糸口の一つとして捉えてくれたらいいなと考えています．

　先の話ですが，10年後とか15年後に，同じような意思をもった仲間が少しずつ増えて，その人たちが現場を一つ一つ変えていくようなことが理想というか，目標としてあると考えています．

—— 聞いていて思ったことですけれども，医療者がマインドフルネスを活かすことによって，結果的に質の高い医療を提供することにつながるわけですよね．それによって医療ミスや，いろいろな患者とのトラブルなどを避けることができて，結果としてセルフケアの効果もあるという循環にもつながるのかなと．

土屋 そうですね．マインドフルネスを基にした医療の中では，考える道筋のプロセスを振り返ることも要求されます．本来的なマインドフルネスは，そういうことも考えないで自然にできるということなのかもしれないですけれども．ただ，自分の行為や自分が周りからもらっている意味，そういうことを振り返る力が，マインドフルネスに関わる訓練では養われるだろうと考えています．そこの部分において結果として，たとえばミスが少ないとか，トラブルが少ないとかそういうことにはつながるかもしれないですね．ただそれは目的ではなく，結果としてそうなるということだと思います．

—— 髙宮先生は，そのあたり実際にされていく中で感じるところはありますか．

髙宮 目的ではないけれども外からは見えやすいかもしれません．医療ミスがどのくらい減ったとか，患者さんからのクレームが減ったとか．集中できずに気持ちが焦ったり，いわゆるテンパる状況の中で手順を間

違ったり，いつもやらないことをやってしまったり，患者さんの言葉をしっかり聞けなかったりする．そのあたりのところに，マインドフルネスは非常に効果があるのかなと思います．

　マインドフルネスが型にはまらないように，と土屋先生が言っていましたが，私も何度かマギル大学に行って同じように感じました．言葉としてあまりマインドフルネスを前面に出してはいないけれども，中心のメンバーがそれを分かって自分のものにしているんです．だから，瞑想の仕方の型などは前面に出さないけれどもその本質を分かっている，みたいなところのほうが，大学という大きな組織の中でうまくいくのかなと思います．

　ちょうど2年間，彼がカナダに行っている間，私は毎月昭和大学で，GRACE*を導入し死にゆく人にどう向きあうかを考えるGRACE東京研究会を開催していました．そこでは僧侶やマインドフルネスの専門家などいろいろな人たちが，毎回最初の30分の瞑想を順番に担当しています．その際はそれぞれのやり方で瞑想をしますが，その場その場で完全に入り込んで体感することが重要だと考えています．

　日本の茶道や剣道などには，守破離という言葉があります．まず師匠からある流派を学び，そこからさらに様々な流派を学び，最後に自分の流派を創ります．同じようにマインドフルネスも，まずは基本の形を学ぶところからはじめて，応用につなげていくのです．医療者で広げていくときにも，あまり型を前面に出さないほうがいいのかもしれないけれど，やっぱり基本的な型は知っていたほうがよいとか，そういう議論をしながら進めていけたらいいなと思います．

—— 先ほどマインドフルネスに正解はない，これが正しいということはないとおっしゃっていましたよね．たぶんお二人の中でも，少し認識の違いがあるのではないかなと思うのですけれども．でも，マインドフルネスはそれでもいい，ということですよね．

---

* GRACE：2章（p.67〜68）参照．

4章 医療者にとってのセルフケアとマインドフルネス 〜これまでとこれから〜

土屋 マインドフルネスだけではなくてスポーツなどでも，型を学んで，実践してみて，その経験から自分を振り返って，そしてまたいろいろな迷いがあったりして，基本の型に戻ったりする，という行き来があるだろうと思います．だからどっちがいいということではないだろうとはもちろん思いつつも，実際にリトリートとかに参加すると，どのような姿勢で瞑想しなさいというのはあまり言われないんですね．

リトリートの中では何十分も，あるいは1時間も，2時間も瞑想したりするので，自分にとって心地いいものを探す心のプロセスはちょっとあるのです．そういう意味では，自分の中でも，ある意味で型を探しているのでしょう．ただ，基本的なスタンスとしては，このように呼吸しなさいと決めるのは，特に大学の中で医療の質を高めることを目的としたものであった場合には，しないほうがいいかなと個人的には感じています．

マギル大学に留学したときの恩師であるハッチソン先生から，大学のような，ある意味で保守的で閉鎖的で，さらに競争の激しい社会の中で，どのように"よい医療をするための文化"の種を植えていけるかについて，たくさんの薫陶を受けました．

医療者の間では医学の視点が圧倒的で，その人たちはある意味で強い自分を前面に出して医療の現場で働いています．自分の専門性は何かとか，このことができるとか，あのことができると．ただ，そういう人たちであっても，そこを支えているのは実際には自分の一つ一つの行為における気づきだったり，何かの意味であろうと思うのです．けれど，いろいろな人たちがいる組織の中で，心の基盤になる部分をこういうふうにしたらいい，ああいうふうにした

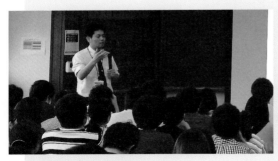

学生に講義する土屋先生

らいいと型にはめて教えることは，いろいろなところで反発を受けるだろうし，逆にその人のためにならない．結局，本当に大事なことは，自分が必要だと思って取り入れたときにはじめて意味として受け入れられるものだ，というようなことを，ずっとハッチンソン先生は言っていました．

　だからハッチンソン先生は，大学病院の中で講演を行うときには，そういうことをすごく意識して，型にはめるような内容をできるだけ避けていらっしゃいました．最終的に聞き手側が受け取るのは，きっとそれを本人が大事だと思うときになるだろうと．受け取れない人は，今はそういう段階にないので，そこは求めない．一人か二人，もしそういう人がコンタクトを取ってきたら，真摯に一人一人の思いに対応していくことが教育だろう，ということをおっしゃっていて，"まさにそうだ！"と感じました．私自身は，きっと今後その教えが型とか原型になって，医学教育や臨床をしていくことになるだろうと考えています．

髙宮　元々マインドフルネスが慢性疼痛に効いたり，うつに効果があることを提唱したジョン・カバットジンも，禅僧からそのヒントを得たのですが，なるべく宗教性を排除して脳科学的にその効果を証明してきました．きっとアメリカもカナダもいろいろな民族，宗教があって，その人たちに受け入れてもらいやすいよう，宗教性を排除した科学的なエビデンスを出していくことが一つの戦略だったのではないかと思います．

　ただ，日本人は元々，基に禅宗や仏教の教えがあるので，日本の中でマインドフルネスを広めていくときには，またちょっと戦略というか，やり方が違ってくると思います．セルフケア，ストレスマネジメントというと，マインドフルネスにはじめて触れる人はちょっと身構えるかもしれないけれども，たとえば仏壇で亡くなった人に手を合わせたり感謝をしたりするのは，日本では元々みんながやっていたことなんです．また，お経を唱えるためには，呼吸が大切です．今まで

やってきた．日本に根づいていた懐かしいと感じるような文化ややり方が，実はマインドフルネスと通じていたりします．そのあたりも含めて，日本人に広めていく際に慎重にやるべきところと，案外すんなりと受け入れてもらえる部分があるのではないかと思います．

　もちろん，急にやると怪しいものになってしまうと思いますし，相手の反応を見ながら伝えないといけません．ただ，人種，民族，宗教が違う北米での広め方とは異なる部分があると思います．実際マインドフルネスを教えるとき，日本で「皆さんこういうのをどこかでやったことはないですか」と問うと，みんな華道，茶道，武道など，実はマインドフルネスの基本をやっていたりします．そのあたりとの兼ね合いを考えながら，日本で展開できたらいいかなとは思っています．

　具体的には，こういう会議室でもいいでしょうけど，仕事が終わったらメンバーで集まって，ちょっと呼吸を意識した後に，その日あった自分が関わっていることを語ったりする．そのメンバー同士でお互いにケアできる道場ではないけれど，そんな場があるといいですね．実はある緩和ケア病棟で，すでにそれをはじめています．

―― それはセミナーという形ではなく，双方的な，相手とともにやるワークショップ形式のようなものでしょうか．

髙宮　ワークショップのような硬い形式ではなく，仕事が終わった後30分ぐらい瞑想で呼吸に意識して心を落ち着けて，今日を振り返ってみて，仕事の話ではなくて，自分の今日の語りをするのをお互いが傾聴する．また呼吸で静める，みたいなものです．病院の中で，「ある場所で何曜日のいつやっています，フリーにどうぞ」みたいにやれてもいいのかなと思います．

―― がっちりした枠組みというのではなく，有志でそういったことをやってみたいと思われる方の集い，サークル的なものでしょうか．

髙宮　そうですね．医師や看護師，薬剤師などを対象にできたらいいですね．

―― そういう中で実践的にマインドフルネスの考え方を取り入れていく場

があれば，医療のやり方にも影響があるのではないかということですよね．

土屋 ハセット先生は実際にそういうことをやっていらっしゃいますね．ただ，完全に自由参加だとモチベーションが上がらなかったりもするので，たとえばオーストラリアは，医療職に就いている人はみんな，年間でいくつかの講習を受けなければいけません．その制度をうまく利用して，公の病院の中で「ここに参加したら何単位になって自分の専門性を維持できる」という形で，うまくアプローチをしています．本当に，その現場，現場でやるのがすごく大事だと思います．

髙宮 そこでは外科医などで「今から何やるか全然分かんない．何だろうな．ちょっと怪しいな」みたいな感じで参加している人たちを，どう引き入れるかを工夫していましたね．

土屋 ただ，医療の現場で考えると少し難しいのは，現場の外の人たちがパッと来てそういうことをやっても，奇抜な，特異な活動に終わってしまう可能性が高いことです．だからたとえば病棟責任者とか，現場でそういうことが必要だと感じている人たちをうまく巻き込んで，その人たちが各現場で主催するような場をもてればいいかなとは思います．どこまでいっても，外から人が来ると，「あなたはこの現場知らないでしょ？」となると思う．そのあたりが逆に，医学教育というか医療者教育の一つのキーの部分かなと．

―― そうですね．学生のときにこういうマインドフルネスの考え方や，また，そういうことを実践の場でみんな活かしてやっているのだと知ることは大切だと思います．いざ医療の現場に行って病院の中でそういう集まりがありますと言われたときに，特異な集団と思うか，そうではなくて，ここでもやっているのだなと当たり前に受け止めるかは，事前の知識によってかなり違ってくるのではないかと，聞いていて思いました．そういった意味で，学生に対するセルフケアの重要性やマインドフルネスの活用を教えることは，とても意義がありますね．

髙宮 「まったく怪しいものではない．そういうものがあるのだ」というこ

とを広めていきたいと思います．今，病院の中だと医療安全が結構重要な仕事であり，病院長直属で医療安全の管理室の室長がいるとか，医療事故なりミスが起こらないことが病院を挙げて大きな目標になっている．また，全職員が年に何回か医療安全の講習を受けることが必須になっています．そういうところにセルフケア，ストレスマネジメントという観点から入っていければ，多くの人たちがマインドフルネスを普通のこととしてやり始める可能性はあると思います．

〈マインドフルネスを活用する中での自身の変化〉

髙宮　ただ，今，医療的な話をしてはいますけれども，実は人の悩みは，家族のことだったり，プライベートなことだったり，医療だけでなくいろいろなものも含めた悩みだったりします．そして，その悩みを自分の中で実際よりも大きくしてしまっている可能性もあります．マインドフルネスは，その悩みをちょっと置いておけるかという練習でもあると私は思っています．

　マインドフルネスをはじめてからの自分自身を振り返ってみると，たくさんの仕事が次々に来るのは5年前，10年前より増えています．ただ，優先順位をつけながら一つ一つ目の前のことをやっていくことで，心の負担はずいぶん減ったという気はしています．

——　先生がマインドフルネスを活用される中で，そういった変化をご自身で感じられるということですよね．

髙宮　そうですね．一見ネガティブなことも意味を見つめてみたり，またはちょっとそれを置いておく，次のやるべきことにいくというあたりが，呼吸法を通したマインドフルネス的な態度や行動という意味では，だいぶ身についてきたかなと思います．

——　実践を繰り返す中で，そういったことを体感的に習得していくことになるのですね．

髙宮　皆さんが目の前のストレスを，うまく置いておけるようになること．過去に起こったことは過去のこと，未来で起こっていない不安は置い

〈マインドフルネスを活用する中での自身の変化〉

ておいて，今ここに集中すること．それを伝えながら，自分の中でも成長しつつあると思います．もちろん，完璧ではないです．またあの頃のことを考えていたとか，この仕事がずっと気になっているとかはたしかにありますが，じゃあちょっと置いておいて，今はこれをやろうみたいな．いつもスッとできるわけではないけれども，以前より切りかえが上手になった気はします．

―― 過去のことは過去のこと，未来のことは未来のこと，現在起こっていることは現在のことというように，一つ一つを意識的に捉え直せるようになるということでしょうか．

髙宮　ちょっと俯瞰的に，今起こっていることを見たりとかですね．ということを講義の中で伝えながら，常に自分が学び続けている，そんな感じがしますかね．

―― なるほど．やっていく中で，また先生の中でも今もこれからも変化を感じていかれるということでしょうかね．

髙宮　以前，緩和ケアの講義をしているときは，「こんなことや，こんな患者さんとの出会いがありました，それでこういうふうに向きあいました」と言いながら，「自分の心がボロボロでも緩和ケアは頑張っています」というメッセージを発していた気がします．今は，マインドフルネスの話をしているのに自分があたふたしていたら伝わらないというのがありますし，自分がどうそこで地に足をつけていられるかというのが，いつも問われている．ある意味ありがたいなと思っています．

―― 自分がどうあるかということにも，意識的になっていらっしゃるということですよね．

髙宮　だからこそ，伝える側も完璧ではないけれど，学び続けているというか，その方向に一歩でも進んでいけたらいいなあと思っています．

―― 教育する立場でいらっしゃっても，また変化が常にあるということなんでしょうか．

髙宮　人間ですからいろいろありますが，それがまた自分の人生の役割と

か，意味を見いだしたり考える機会になったりしています．そういう意味では，運命を感じる仕事というかライフワークだなと思っています．

―― 土屋先生のほうで，そのあたりについて補足的に話されたいことはございますか．

土屋　私自身は，ストレスにすごく耐性ができたとかそういうことよりも，たとえば誰かと会うときに，前は，その人と会っているのに何か他のことが気になったりしたんです．けれど今は，「今ここにいるのだから，この場のこれを」とより意識できるようになりました．

　そういう意味でいうと，結果として，その瞬間はストレスを感じないでいられているかもしれない．だからマインドフルネスの基本は，自分がそこの場にいること，あるいは誰かと会っている，何かを見ているということを大切にすることなのかなと．

　少し心配なのが，マインドフルネスの紹介のされ方が，"ストレスに対する耐性を作ろう"と強調されすぎているように思うことです．それはこの社会の中でどううまく生きていくかという話にすぎなくて，やはりマインドフルネスの一番基本的な考え方に立ち戻って，"いま・ここ"にいて，自分がしていることの意味に気づくことのほうが大事かな，と思います．

　だから，たとえば自分自身の研究としてレジリエンス，ストレスへの耐性をどのようにもつかという話をしてはいるのですが，それはレジリエンスになることを目指すのではなく，結果としてそういうふうになっていくということかなと思うのです．

〈マインドフルネスとレジリエンスのつながり〉

土屋　マギル大学にいるときの研究で，カナダの緩和ケアの先生と日本の緩和ケアの先生と，合計で 40 人ぐらいにインタビューをしました．インタビューをした人たちはマインドフルネスのアイデアを元々ベースでもっている人たちも多く，どのように強くあろうかと最初は思うけ

れども，結果として，「その場その場で生きていくしかない」という結論を話される先生方がいらっしゃいました．

　研究のインタビューではあったのですけれども，一人の人間としてその話を，人生の先輩からの話として聞いていて非常に共感できて，「ああ，そういう感覚ってすごいな．まさにこれが結果としてのレジリエンスなのかな」と強く感じました．だからマインドフルネスはまさにきっかけというか，最初の手がかり，足場にすぎないのかなと感じています．

—— 簡単に言ってしまうことはできないと思うのですけれども，マインドフルネスとレジリエンスの二つの概念のつながりを考えたときに，マインドフルネスを自分の中に習得していく過程で，ストレス耐性としてのレジリエンスが結果として備わっていく，というようなつながりを感じていいのでしょうか．

土屋　そうですね．"いま・ここ"に気づいている人が，周りから「あの人は耐性がある」「こういう場面でも乗り越えていけるよね」と評価されるとか．そういうことで，私が自分でレジリエンスがありますという話ではないだろうと思います．本人の行動や，行動の手がかりとして"いま・ここ"に集中していくということが，結果としてレジリエンスになるのでしょうね．

　たとえば死期が近い終末期の患者さんであっても，とにかくその場の，"いま・ここ"で会っている人とのこの瞬間を共有でき，その一つ一つの瞬間に"生きる意味を感じられていること"が，すごく大切だとおっしゃる方たちがいらっしゃいます．その患者さんたちの様子を見ていると，その場で話されている話の場面とか内容にすごく集中されているんです．もちろん迫ってくる死への恐怖はあったとしても，その場においてはそのときの自分にとって一番大切なお話をされていて，おそらくそういう方法で自分の意味を感じている．まさにそれがマインドフルネスではないかと思います．

—— 患者さんがそういった，今をあるがままに受け止める，死期が近づい

ていると受け止めることが課されている状況にある中で，そこに関わる医療者がマインドフルネスに無関心で，自身をあるがままに受け入れるということを知らずにいては，その場を共有できないということでしょうか．

土屋　そうです．そうした医療者は患者さんからのサインを受け取れないと思いますし，自分自身もそこにいる意味を感じられなくなってしまうと思う．医療者としては患者さんと，自分がそこになぜいるのか，なぜ生きているのか，自分が生きている意味や価値がどのように作られているのかを人間として共有できることは，すごく大事だと思います．そして，マインドフルネスはそういったことにも示唆を与えているのかなと感じています．

〈GRACE などマインドフルネスのプログラムについて〉

髙宮　患者さんと向きあうときのマインドフルネスの臨床的な応用はいくつか書いてみたのですが，最後に紹介した GRACE は，比較的それをしっかりプログラムにしていると感じています．ある程度型を学び，一回学んでからはそれを自由に使うというプログラムです．文中にもありますが，呼吸を意識してしっかりそこに向きあって，自分はなぜそこにいるかを思い起こしながら，まず自分の感情を意識してから，相手の感情に合わせていく．

　先ほど土屋先生が言っていた内容に近いかもしれませんけれども，「私は知らない」が大切です．「こうだろう」という想像から作られる，「いつも怒っているとか死にたいと言う患者さん」というレッテルは貼らず，心を真っ白にして今日のその人と向き合うということです．GRACE には意図的にそういう場を作るワークがあるので，何度か練習していくと身についていくような気がしています．

　GRACE の E は End です．今日はベストを尽くした，そこは置いておいて次の患者さんに行くとか，今日帰るときはそれを置いてプライベートに戻っていくとか，うまく活用できるとよいのかなと思って

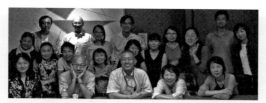

GRACE 東京研究会

います．

　ただ，GRACE のプログラムは一つの G（P.66 参照）だけでもワークが 2〜3 時間あって，全体は 3 日間なのです．しかも，体験しながらまた気づきを自分のものにしていきます．教えるのも医療者だったりいろいろな多職種チームだったりするので，簡単には本質を伝えにくいかもしれません．

　ちょっと話が飛びますけれども，最近は緩和ケアも広まってきました．けれども広まりながら，本質的な全人的なケアや，死から生といのちを考える姿勢が，薄まる恐れもあったりします．GRACE というプログラムもどの程度簡単に広めていいのか，どう体験していってもらったらいいかということを考える必要があります．今度 12 月 16 日に第 1 回日本 GRACE 研究会が開催され，GRACE の生みの親のジョアン・ハリファックス老師も来日するので，そのあたりもじっくり聞こうとは思っています．ただ，使えるものはどんどん活用しながらやっていけたらいいなと．

　話は戻りますが，先ほど土屋先生から，レジリエンスは他者から見たところにおいて確認できるというお話がありました．ちょうど私はマインドフル・セルフコンパッションという 8 週間のプログラムを受けたばかりなのですが，その中で，自分の中の自分みたいなものを経験する場面もずいぶんあったんです．自分自身が自分の行動や心の癖，その成長もまた見ながら育んでいくというセッションでした．

　そこではシェアして他者からフィードバックを受けて分かることもあれば，自分の中で何か変化なり成長なりを感じることもあったの

で，両方あるのかなというのが今の私の感覚です．ちょうど今受講したばかりだから，そう感じているのかもしれませんけれども．
　それについてはどうですか．自分自身が，変化する自分を見ているという考え方は．

土屋　それはそれでいいかと思うのですけれども，私自身の根本的な考えとしては，自分では自分のことは認識できないと思うのです．自分自身で自分への認識を強くもとうとすることは，もちろん大事だと思います．しかし，自分で自分を認識する力というのは，単に医療的な世界というか，社会的な世界の中でどう生きていくかという話だと思うのです．自分のポジションがどうあって，どのように振る舞って，どのように発言したり行動していったらいいかが明確であればあるほど，この社会ではたぶん成功することになりますから．
　ただ，もう一段深いところで考えると，もっと自分というのは不安定で不確実で，誰かに話を聞いてもらいたかったりとか，何か定まらなかったりとか，決断できなかったりとか，もっともやもやした，境界が不明なところがあるんじゃないかと．突き詰めていくと，自分というものを自分自身で見いだすことは難しいかなと私は思っています．
　社会の中では，もちろん今の自分がどうあるかということを，俯瞰的に知ることはすごく大事だと思います．ですが，**もう少し根元のところで考えると，もっと自分は人に依存的だし，呼吸を調えて瞑想して簡単に「自分はこうだ！」と感じられるほど，簡単ではないというのが今の私の印象です．**
　特に海外のプログラムでは，社会の中でどううまく振る舞うかというところがきっと参加者の大きな動機の一つであり，提供する人たちもその人たちのニーズに応える形でプログラムを作っているのだろうと思います．けれども，もうちょっと深いレベルで考えてみると，自分というものはいろいろな人と話しながら，そうだよな，ああだよなと，そのつど変化していく．

── 流動性のある存在であるということですかね．

土屋　そうですね．もちろん教育というのは社会の中でやることなので，ある意味で自分で自分を認識することも大事なスキルとしているところはあります．でもそれはそれとして大事だけれども，あまり推し進めると，結局ここでどうやって成功できるかできないか，みたいな話になりかねないんじゃないかと．だからもっと自由で，いろいろな可能性を模索する場があっていいと思います．

　　　結局，形が定まらないということはどうにでもなるということなので，そこの可能性を開いておくというのが本当のレジリエンスで，どのような状況にも自分が対応できるということにつながる．そこがたぶんレジリエンスの核心なのだろうと私は思います．「レジリエンスって，これだ」というよりも，そこに自分を規定しない，規定できない自分を感じていることそのものが，レジリエンスなのかもしれない．

――　そうですね．医療の現場で予期しないことは多々起きると思いますし，こうでないといけないという考えではなくて，臨機応変に対応できる力はものすごく重要になってくると思います．そのためにも，今先生がおっしゃったような，広がりのある，可能性がある自分という存在を意識的に考えておくことは，すごく大切なのかなと今聞いていて思いました．

土屋　この社会の中では，何かうまくいかないことがあったら自分がもっと強くなろうとか，あるいは周りを変えてやろうという考えにいくと思うのですけれども．でも，周りが変わらないぐらい厳しい状況に置かれたときは，自分の価値観を変えたり，「自分」を定義し直したりして，その中で意味を見いださないといけないところがある．だからたぶんそうやって自分を再定義して，その社会の中でどう生きていくかを自由に考えられる，そういうところがレジリエンスとして言いたいところだと感じています．

髙宮　他者から見た自分について少し補足したいのですが，私は朝の瞑想の時間の中で，亡くなった父とか，ずっと育ててくれたもう亡くなって

いるおば，亡くなった妻の両親など，Something Great で，生きていない他者に祈ったり感謝を述べたりしています．また亡くなった患者さんも，とても思い出深い人は名前を言って，「守ってくれてありがとう．君たちをずっと覚えていますよ」と祈ることを，朝の瞑想の中でルーティンにしている．

だから生きている人もそうだし，亡くなった誰かとの対話の中でも自分を見つめるということをしています．自分を見つめるというときも，見ているのは自分だけではない．だから，自分がどうするか，どう考えるか，今をどう生きるかという宣言や決意を述べたりするのは，自分であると同時に，もう生きていない他者でもあるかもしれないですよね．ただ，その人達は亡くなってここにいない．いないからこそ常に遠くからも見られているような，そういう感覚ですね．

きっとキリスト教であれば神がそうだし，仏教者であれば仏様という話になるのでしょう．私は一つの宗教はもっていませんが，Something Great は感じています．自分にとっては亡くなった誰かがその存在であって，そことの対話の中で自分を見つめるということがあると思います．

── 一人の人間として存在しているだけではなくて，先生がおっしゃったような，自分ができたルーツの家族や祖先とのつながりや，また出会った人との横のつながりとか，そういったところを意識されていらっしゃるわけですね．

〈マインドフルネスの今後の展望〉
── もう時間が近づいてきましたので，今後の展望を教えていただけたらと思います．
土屋　ずっと思っていることは，さっきの病院の中での話でもしたように，セルフケアの場がもっといろいろな場所にたくさんあったり，もっと共通した話題であったり，「あの奇異な集団に，あいつ参加してるんだよ」ではなくて，気軽に参加できることが必要だろうと思います．

―― 小さなコミュニティーがたくさん医療の現場にあってもいいのではないか，というご提言ですかね．

土屋　そうですね．たとえば，最初にお話ししたカナダのモントリオールの国際緩和ケア学会（2018.10.2〜10.5）のプログラムを見てみると，初日から最終日まで，朝，最初のところが毎日 Self Care Activity ではじまります．7時から8時，朝一でセルフケアのセッションをして，一日話すべきことを話し，やるべきことをやる，そして翌日の朝にまたセルフケアからその日をはじめる，みたいな．

　Whole Person Care 国際学会のほうは，このセルフケアが朝だけでなく，昼も夕方もあったりして．でもこういう緩和ケアの学会だから特別にではなくて，もっと気軽に「ああ，昨日参加したの？」「うん，参加したよ」という場を提供できるといいかなと思っています．他にも，そういった活動を各自の現場でできそうな人たちに対してのリトリート合宿とか，あとはコンテンツを持って帰って各現場でトライアルしてもらって，またそれを集めるような流れを作れたらいいかなと思います．

　マインドフルネスの学会などではたくさんそういうものがあるのですけれども，もうちょっと各自の現場に密着した形で，日本国内でのリトリート合宿を，来年2019年あたりから何かできたらいいかなと．

髙宮　香港のプラムヴィレッジに行ったときに，香港大学のソーシャルワーカーの学生とかが，普通に参加できるプログラムがありました．日曜日に体験型のマインドフルネスの1日コースがあって，いろいろな人たちが違和感なく参加している，そういうイメージですね．「あそこに行くと心がリセットできる」「心地いい場所だったね」「気持ちよかったよね」というキーワードでいいと思うんですよね．

―― そのプログラムに集まってこられたのは，医療者だけではないんですか．

髙宮　学生が多かった．学生のためのセッションとか教師のためのセッションとか，いろいろ工夫して対象を広げていました．

―― それは医療系学部の学生たちですか？

土屋　それだけでなく，心理学部なども含まれていました．

髙宮　そういうふうになったらいいなと，僕もそう思いますね．ちなみに，リトリートの合宿としては，来年（2019年）3月に香港プラムヴィレッジのツアーを計画しています．

　日本ではまた，昭和大学の中で「ちょっと参加してみませんか」という形で（リトリートを）やっていけるといいかなと思っています．そこが語れる場であったりするといいのかなと．

　学生とか若い医療者と話してみると，本当に患者さんに寄り添って，患者さんのためにこうしたいという感受性の高い人ほど何かにつまずいたり，途中でつらくなったりしています．または温かい心を閉ざしてクールな医者としてやっていくか，そういうところに触れないような診療科に行ったりしてしまう．その人たちが，ちゃんと自分と向き合っていけるようなプログラムを伝えていけたらいいなと思っています．

　今，日本でも研修医の抑うつの割合は2割といわれていて，結構ドロップアウトしている研修医もいます．そういうサポートも，オープンにやっていけたらいいなと思っています．

―― お二人の先生は医学教育推進室で学生さんたちにそういったことを先進的に教えられている立場でいらっしゃって，そういった立場の先生がこのようなセルフケア，マインドフルネスの普及に取り組んでいらっしゃることはすごく意義深いと思います．今回の本を手に取った他の医療に関わる方や先生方が，またそれを誰か他の学生さんとか，患者さん，いろいろな方に「マインドフルネスという概念があるんだよ」と伝えてもらえると，今後また広がりが出てくるのではないかなと思いました．

髙宮　ただ，変に広まると流派とか，こうでなきゃというのが出てくるので，そのへんを懸念しています．それができると，マインドフルネスではない気もしますから．

―― そうですね．流派などができるよりも，広く門戸が開いたものであって

〈マインドフルネスの今後の展望〉

ほしいと思います．誰もが実践できる，型にはまらないものとして今後も広まっていけばいいのではないかと．

土屋　実際に"使える！"という実感があることが，すごく大事だと思う．だから，さっきお話ししたのですけれども，何がいい流派だ，悪い流派だではなく，受け取った人たちが，"これは使えたな！"という実感を伴って広まっていくのがいいと思います．

　　個々の経験はいろいろあるので，またそれをシェアして現場に帰って，というような場作りが必要だと思います．そういった意味でも年に1回とか2回とか，リトリートの合宿を開いてそういう場を作ることが，近い将来の目標です．

── ぜひ，それを実践していただきたいと思います．

髙宮　今回は本を書いて提供する側ですけれども，自分自身はずっと学び続けたいと思っています．私が本格的に学び始めてからはたかだか6年ほどしかたっていませんが，マインドフルネス自体は，何千年という歴史の中で生まれてきたものともいえるでしょう．まだまだ私も新参者なので，自分自身は学び続けながら，でも，誰かに伝えるときにはなるべくシンプルにして伝えられたらいいなと思います．

── 今日はどうもありがとうございました．

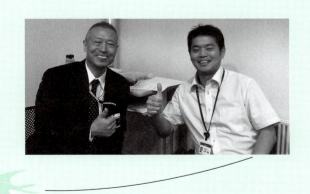

［対談終了］

Epilogue 〜誰かの幸せを祈りながら〜

　私の朝のルーチン．書斎の机の前で，足を床にしっかりとつけ，背筋をまっすぐにして座ります．ティンシャの音を招き，呼吸を意識します．そして，私が医学部3年生のときに急逝した父の写真に向かって，「いつも私たち家族を守ってくれてありがとう」と唱えます．また，育ての親である母の姉や妻の両親，深く関わった患者など，今は亡き人々，一人一人に感謝の言葉を述べます．それから，私の家族，実家の家族，職場の仲間や後輩の名前を挙げ，その人の幸せを祈ります．そして，また呼吸に戻っていきます．

　その行為は，今年90歳になる実家の母が毎朝仏壇に向かって行っていた行為，そのものです．亡くなった誰かに手を合わせ，家族の幸せを祈る．母が唱えていたお経は，呼吸を意識したマインドフルネスかもしれません．きっと日本人が自然に行っていた日々の習慣がマインドフルネスだったのだと再確認できます．

　私自身はセルフケア，マインドフルネスを6年前から始めたばかりの新参者です．様々な形のセルフケア，マインドフルネスをこれからも学び続けていきたいと心に決めています．一方，医療者の皆さん，患者さん・ご家族の皆さん，ケアする人すべての方に，セルフケア，マインドフルネスが広まっていくことを願っています．マインドフルネスは型にはまったものではなく，また苦しみや修行ではなく，実践した人が楽になる，幸せを感じられることだと信じています．

　最後に，企画段階からお世話になり本の完成まで導いてくださった南山堂の本山麻美子氏に心から御礼申し上げます．また，3章のイラストの原画を担当してくださった土屋朋子氏にも感謝いたします．

2018年11月

髙宮有介

Index

 日本語

あ行

アクセプタンス・コミットメント・セラピー　37
アクト　37
歩く瞑想　51
医療ミス　23
うつ　23
思いやりと慈しみの瞑想　55

か行

海馬　19
緩和ケア　59
基本の瞑想　47
コーピング　24
心のタンク　11, 12
心の迷走　20
コルチゾール　19
コンパッション　44

さ行

サイレント・プラクティス　106, 108
サイレント・ランチ/サイレント・ディナー　106
死の臨床　67
社会的痛み　61
ジョアン・ハリファックス　67, 76
ジョン・カバットジン　32, 76
神経可塑性　41
心的外傷後ストレス障害　19
スージングタッチ　56

ストレス　4, 14, 17, 24
　──状態　6
　──対処法　9, 10
　──反応　7, 14, 24
　──ホルモン　16
ストレッサー　24
スピリチュアルケア　63, 72
スピリチュアルペイン　61, 65
セルフケア　22
全人的痛み　61

た行

ティク・ナット・ハン　76
ティンシャ　47
デフォルト・モード・ネットワーク　42

な行

脳科学　43

は行

バルフォア・マウント　116
深いくつろぎの瞑想　52
プラムヴィレッジ　77
扁桃体　16
ボディスキャン　48

ま行

マインドフル・セルフコンパッション　45
マインドフルネス　30
マインドフルネス認知療法　32
マインドフルネス・ストレス低減法　32
マインドフル・プラクティス　102

マインドフル・プラクティス・リト
　リート　111
マインドワンダリング　20, 43
マルチタスク　69
瞑想　40
　──の歴史　40
瞑想法　46

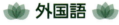 や行

抑うつ症状　23

ら行

リトリート　103, 105
レジリエンス　82, 121, 124

外国語

Acceptance and Commitment
　Therapy　37
ACT　37
Being with Dying　67
BWD　67
Compassion　44
Default Mode Network　42
DMN　42
GRACE　67, 68
Joan Halifax　76
Jon Kabat-Zinn　76
MBCT　32
MBSR　32
Mindful Self-Compassion　45
Mindfulness-Based Cognitive
　Therapy　32
Mindfulness-Based Stress Reduction
　　　　32
MSC　45
PTSD　19
Silent Practice　106
Thic Nhat Hanh　76

MEMO

【著者略歴】

たかみやゆうすけ
髙宮有介
昭和大学医学部 医学教育学講座 教授

　1957年福岡市生まれ，1976年福岡県立修猷館高校卒業，1985年昭和大学医学部卒業，同年昭和大学医学部外科学教室入局，1989年英国ホスピスで研修，1990年「がん疼痛対策マニュアルの試作と実践」で医学博士，1992年昭和大学病院緩和ケアチーム，2001年昭和大学横浜市北部病院緩和ケア病棟，2007年医学教育推進室講師，2018年同教授．緩和ケアで学んだ心のケア，セルフケア教育を全国の医療者，医療系学生に発信している．大学病院の緩和ケアを考える会代表世話人，日本死の臨床研究会世話人代表，日本ホスピス緩和ケア協会理事，日本GRACE研究会世話人代表，日本緩和医療学会代議員，日本医学教育学会代議員　認定医学教育専門家．著書「臨床緩和ケア」「がんの痛みを癒す」など．

つちやしずま
土屋静馬
昭和大学医学部 医学教育学講座 准教授

　2002年昭和大学医学部卒業，昭和大学横浜市北部病院・総合内科（腫瘍）入局，2011-2013年イギリス・オックスフォード・ブルックス大学大学院・緩和ケア修士課程，2015-2017年カナダ・マギル大学大学院・医療者教育学修士課程/Whole Person Care Program（全人的ケアプログラム），2017年より昭和大学医学教育学講座．専門分野は内科（腫瘍/緩和ケア），医学教育学（プロフェッショナリズム教育，セルフケア・レジリエンス育成教育）．日本内科学会「全人的医療ワーキンググループ」・リーダー，日本Whole Person care研究会・世話人副代表．学内外で講義・講演多数．